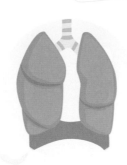

不 勉 強
不 放 棄

只 為 了
遇 見
更 好 的 自 己 ！

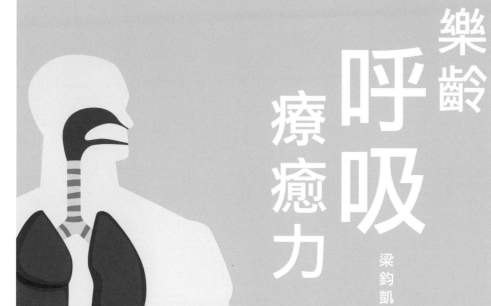

樂齡
呼吸
療癒力

梁鈞凱 著

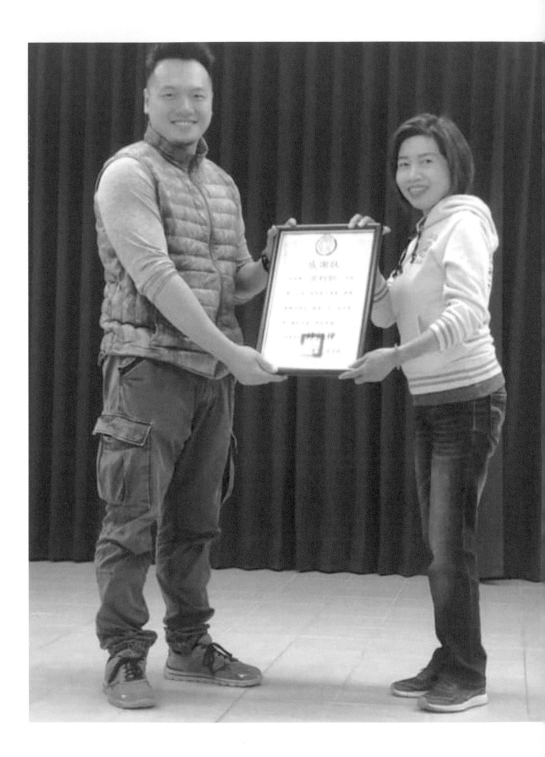

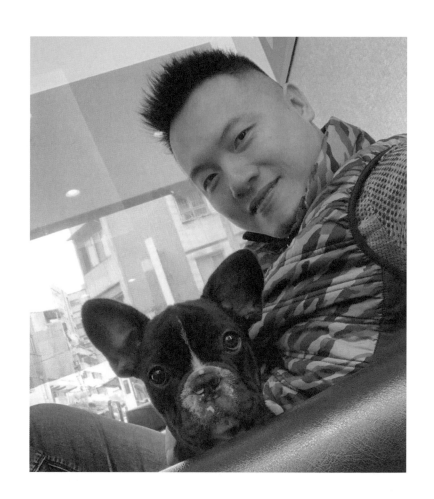

PREFACE

作 者 序

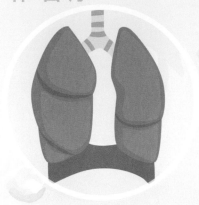

「養生」＝
一種生活態度

　　什麼是「養生」？養生是一種生活態度，是對生命的堅持，對身體素質的努力。透過學習，讓我們的身體適應各種環境，並能進行合適年齡的鍛鍊與保養。

　　從事高齡教育十幾年的經驗中，我不斷試驗、實證，融合了東西方運動學、自然醫學的養生觀念、易經的中華文化國學思想，從而轉化、創新一套由內而外、強化身體、平衡內在的呼吸訓練方法，經實際應用在高齡長者身上，發現諸如肌少症、膝關節退化、阿茲海默症、高血壓、高血糖等退化問題皆能獲得改善，更有甚者，能使身體機能回復、恢復健康。

　　引述莎士比亞名言：「我們的心靈就像一座園圃，我們的意志是這園圃裡的園丁；不論我們插蕁麻、種萵苣、栽下牛膝草、拔起百里香，或者單獨培植一種草木，或者把全園種得萬花開放，讓它荒廢不治也好，把它辛勤耕墾也罷，那權力都在於我們的意志。」因此，如何管理自己的身體，使其常保健康狀態，有尊嚴、有夢想地活著，全靠諸位的精神意志。

　　透過本書的出版，將這一套有效的健康養生訓練方式呈現給各位讀者，期望將健康帶給大家。

梁鈞凱

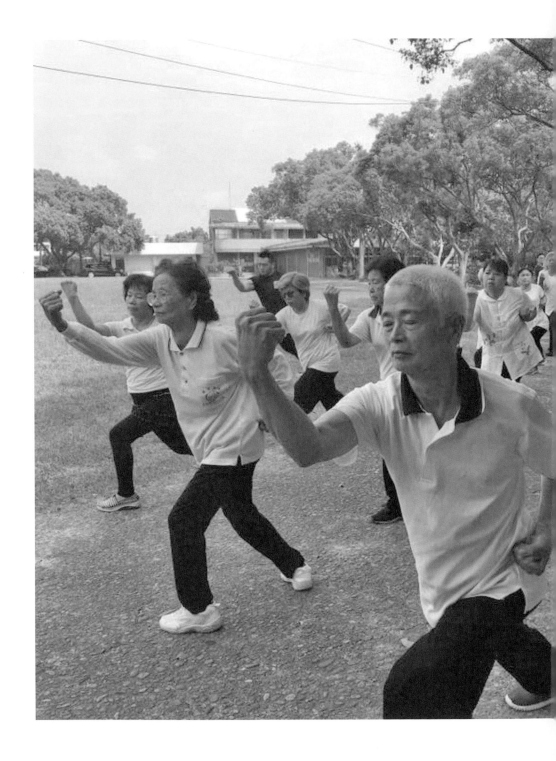

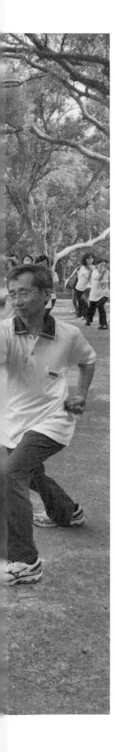

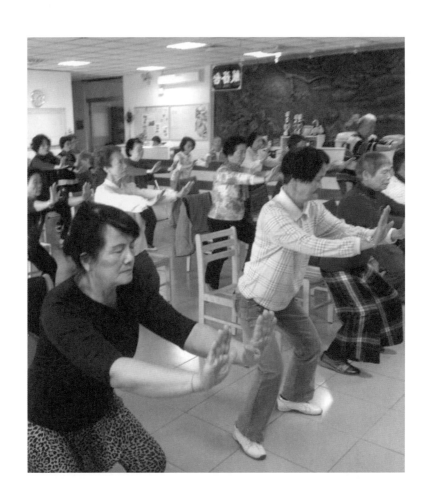

INTRODUCTION

前　　　　言

人人都怕老化
所有生命必經
的坎

　　「萬般皆下垂，終只剩三高。」生、老、病、死是必經的生命路徑，生命開始之後，終將邁向名為死亡的終點。若我們憑藉自己正值青春歲月，揮霍地使用身體與健康，不必等到特定年齡，老化便已悄悄地靠近，只是我們沒察覺到罷了。

　　基本上，25 歲之前，屬於人體最健壯的時刻，無論通宵熬夜、大魚大肉，隔日身體依然感受不到任何影響，或是復原速度很快，這個年紀的青年們，正懷抱著理想和目標，絲毫不畏懼未來及未知的挑戰；25 歲過後，體力開始不如從前，逐漸感受到些微的差距；到了 50 歲以後，記憶力、視力、血液循環、各種慢性疾病明顯產生，大部分人們在此刻才開始正視與關注自身的健康狀況，然而此時，我們所積累的身體損傷，已非睡眠或休養就能輕易解決。

　　根據研究指出，50 ～ 59 歲是人體的急遽衰老期，所謂的老化症狀會在我們沒準備好的情況下一一浮現，當這類狀況影響日常的生活，我們發現自己的身體不如從前，從而湧出種種負面情緒，此時我們有兩個選擇：接受或是改變自己，以創造更好的未來。

　　「老化」是一個重要的人生議題。總的來說，老化是整

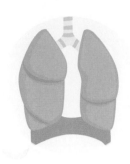

體生理功能逐漸減退，伴隨而來的是「生殖能力的喪失與死亡率的增加」。如何減緩老化的速度，使生理年齡小於實際年齡，讓身體保持在良好的狀態，甚至是身體機能的回復，正是我致力研究的方向。

　　從事高齡教育工作十幾年，我在長者們身上印證了**「增壓式呼吸訓練」**是一套完整有效的訓練方法，藉由這套呼吸訓練法，讓高齡者從四肢無力到健步如飛，從吃不下睡不著到脾胃大開、睡眠品質大幅提升，長者們身體健康狀況普遍改善，進而情緒穩定、心情變得正向陽光，這正是我想透過本書傳遞給大家的，希望藉由本書的出版推廣，讓大家認識老祖宗留下來的智慧結晶**「增壓式呼吸訓練」**，接觸學習此法，讓身體啟動自我修復能力，我們人人都能健康快樂。

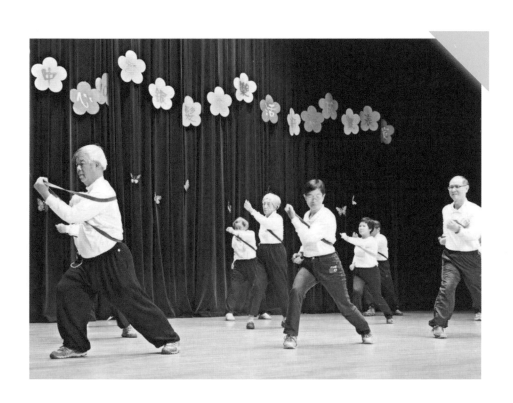

CHAPTER 3
如何呼吸：增壓式呼吸的訓練學

CHAPTER 4

配合呼吸，鍛鍊身體：八段錦的動作解說

CHAPTER 5

呼吸療癒之力：中西觀點看對症

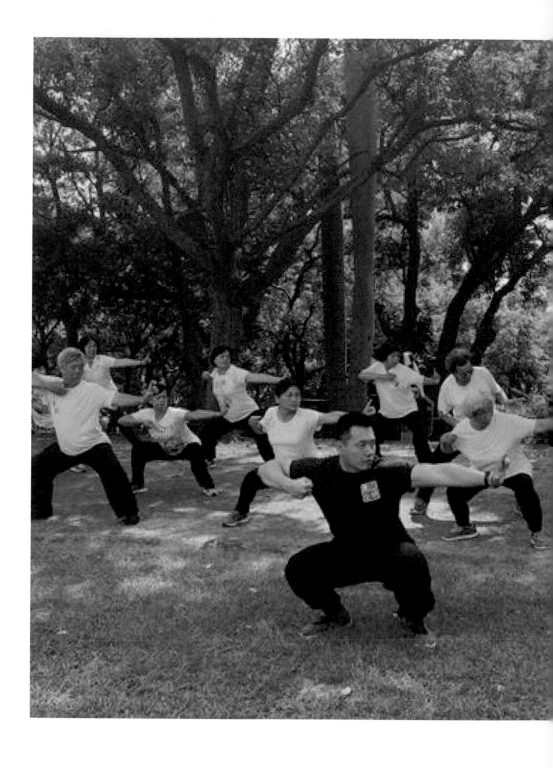

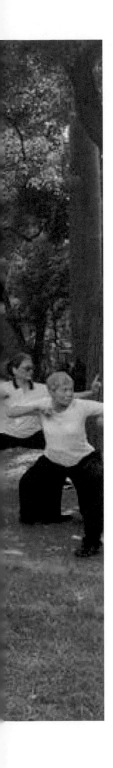

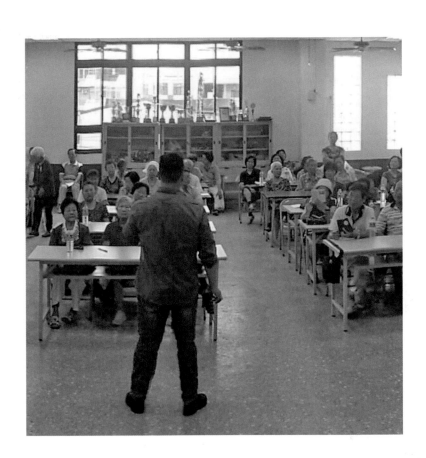

1 CHAPTER

平 凡 而 偉 大

呼 吸 是 可 以 強 化 的

1

呼吸肌力
影響生活品質
與運動表現

　　「是人都要呼吸。」無庸置疑，這是讓我們賴以維生、度過一天又一天的基本能力。大部分時候，呼吸是不自主、不經意、不假思索的，然而，因為呼吸看似再自然不過，我們往往忽略了這個維繫人體生命功能的運作模式。

　　工作忙碌、感情問題、人際關係、各種生活問題所產生的負面情緒，會引起胸悶、頭痛、失眠、焦慮或是各種身體痠痛，無論是心理壓力影響生理健康，抑或因生理健康所產生的心理壓力，藉由呼吸的長短、次數、頻率和深淺，都能幫助改變生理與心理狀況，尤其是透過一定強度的呼吸訓練，效果更加顯著。

　　近年來，人們開始重視自身的健康狀況，但在運動方面大多著重肌力訓練，主要鍛鍊腿部、上肢、核心等八大肌群，以提升身體健康及運動表現，然而，促進身體肌肉組織，讓我們能進行各種運動的重要角色，則是一個極度平凡的動作：「呼吸」。

　　肌肉運作需要足夠的氧氣，在高有氧的狀態下，才能讓肌肉擁有最大的力量與養護，**經由呼吸訓練提升自體攝氧量與胸腹腔收縮的力量**，可以幫助我們強化運動能力。

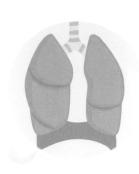

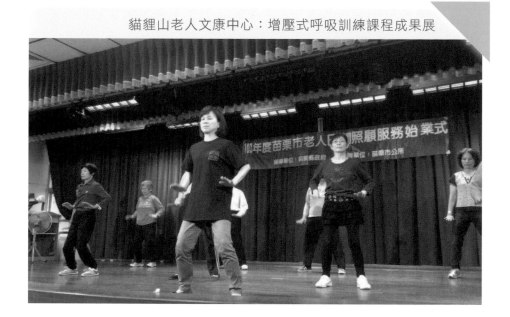

貓貍山老人文康中心：增壓式呼吸訓練課程成果展

「呼吸」是一種特別的肌力訓練，主要目標是訓練身體控制呼吸行為的肌肉，使這些肌群變得更強，進而讓每一次呼吸都能達到最大的效果。透過鍛鍊呼吸，不但能增加呼吸肌群所具備的力量，還能增強日常生活的活動耐力，並提升生活品質。

我們呼吸時，究竟用到了哪些肌肉呢？這些肌群就是所謂的「呼吸肌」，分為吸氣肌（主要為橫膈肌、外肋間肌）與呼氣肌（內肋間肌和胸腹部的輔助呼吸肌，如腹外斜肌、

腹內斜肌、腹橫肌與腹直肌），每一次的呼吸便是由這些呼吸肌的收縮運動來完成，而這些肌肉都是核心肌群的一部分，因此，**訓練呼吸肌等同於訓練核心肌群**。

　　呼吸肌影響人體許多功能，包括了呼吸中的容積量、氣體交換、壓力、瞬間吸吐流速的大小、運動中熱氣的排放、說話的清晰度與音量、呼吸道清潔與通暢、咳嗽的強度、吞嚥功能、運動強度與耐受力、軀幹活動的穩定度與四肢的投射力、身體動態的負重能力等。

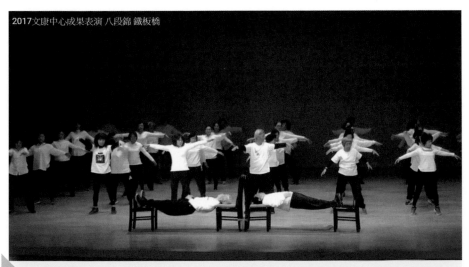

2017文康中心成果表演 八段錦 鐵板橋

鐵板橋（著力點只有頭和腳，全靠腹部核心肌群支撐整個身體，過程中藉由「增壓式呼吸」穩定身體的支撐力，必須具備一定程度功力的學員才能做到。）

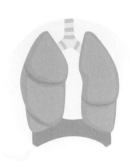

　　到了一定的年齡後，隨著身體的老化，肺臟彈性降低、肋軟骨骨質硬化、胸廓變僵硬、呼吸系統疾病、心臟疾病、神經肌肉系統疾病等因素，導致呼吸肌減弱，肺功能降低無力咳痰，以致引起肺部感染等問題，嚴重者可能危及生命，因此，高齡長者更需要做呼吸肌力訓練。

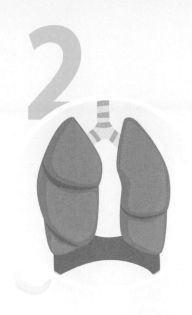

2

增壓式
呼吸訓練

　　呼吸是維持人類生命的重要機能，假如缺乏水分或食物，一般人通常無法活過兩個禮拜，但人卻不能停止呼吸，呼吸是人體能量的轉化及生理代謝的關鍵要素，更與情緒調節息息相關。

　　一般來說，呼吸有許多種方式，常見的有「胸式呼吸」與「腹式呼吸」，以及本書的重頭戲：結合胸式和腹式呼吸的呼吸肌力訓練方式 ——「增壓式呼吸訓練」。

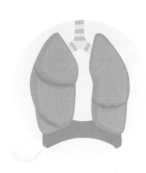

胸式呼吸

　　胸式呼吸，在呼吸時胸腔會上下起伏，此時空氣大多進入肺臟的上半部，胸式呼吸法由於吸氣較淺，大約只有上半部的肺部有空氣進出，對於快速換氣有明顯的幫助。

　　這種呼吸方式由肋骨主導，當我們進行激烈運動時，身體需要快速攝入大量的氧氣，此時胸式呼吸能幫助我們迅速獲得需要的氧氣量。

腹式呼吸

　　腹式呼吸，在吸氣時腹部會凸起，吐氣時腹部會自然地下陷，這種呼吸主要著重在橫膈膜的運動，吸氣時因空氣進入到肺部更深處的地方，橫膈膜因此往下壓，胸腔的空間變大，肺部可以得到足量的氧氣，加強肺部下半部的換氣。

　　腹式呼吸運用緩慢而深長的吸吐，橫膈膜能有效運動，使肺活量擴張、提升氣體交換效率。當肺部能有效率交換氣體時，對生理和情緒就能發揮正面影響，讓身心更平穩。

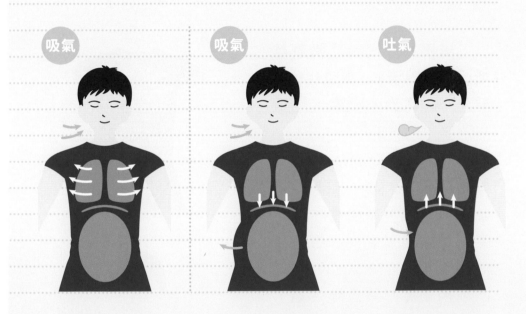

吸氣　　　吸氣　　　吐氣

▲ **胸式呼吸**：呼吸時胸腔上下起伏，此時空氣大多進入肺臟的上半部。

▲ **腹式呼吸**：吸氣時腹部凸起，吐氣時腹部自然下陷。有效利用橫膈膜運動，讓肺活量擴張，提升氣體交換效率。

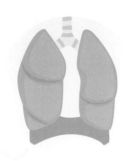

增壓式呼吸

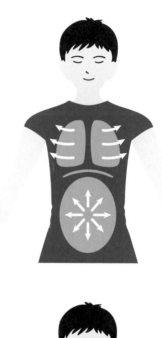

增壓式呼吸為**「胸腹腔增壓式呼吸法」**，啟發自《易經》：「太極生兩儀、兩儀化四象、四象生八卦。」

增壓式呼吸結合了胸式呼吸與腹式呼吸，能增進橫膈膜運動，讓橫膈膜下壓，使胸腔的範圍變大，影響血液循環。除此之外，更可藉此訓練開發肺葉與肺活量，讓身體產生力量。

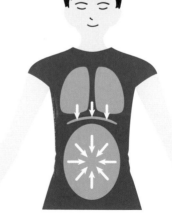

肺活量影響身體內部系統機能及新陳代謝能力，肺活量的大小更與壽命的長短息息相關。肺活量主要取決於呼吸量的大小，也就是肺部、胸腔的擴張及收縮程度。

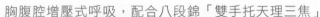

胸腹腔增壓式呼吸，配合八段錦「雙手托天理三焦」

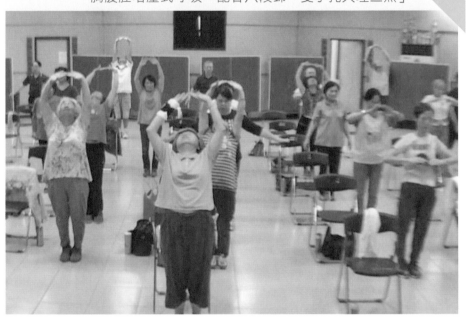

　　一般來說，35 歲以後肺活量會逐年下降，但堅持長期鍛鍊的人，肺活量能夠維持。國外目前已將肺活量作為檢測衰老的首選項目之一，可見得擴張肺活量是延緩老化的重要訓練。

　　百分之九十的人一生當中只用到三分之一的肺葉，其實肺葉可經由呼吸訓練加以開發，讓肺活量擴充、提升。以往我們接觸的呼吸訓練都是經由運動來訓練，例如長跑選手或

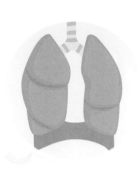

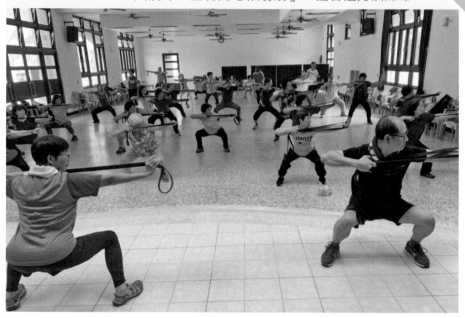

苗栗市老人文康中心訓練日常：
八段錦「左右開弓似射鵰」，配合阻力訓練帶

是激烈運動的選手，他們在深吸深吐的時候，深呼吸的秒數比一般人長，但其實這些運動訓練沒辦法讓肺葉做更多的開發。

　　然而，中華丹田文化中的呼吸訓練強調「以靜養動」，例如站樁或靜坐，雖然沒有動作，但必須把專注力集中在呼吸上，不斷強調胸腹腔的配合與呼吸量的提升，確實可以把吸氣吐氣的時間拉長，藉此能鍛鍊、開發肺葉，提升肺活量，

這亦是增壓式呼吸所運用的原理，高齡長者實際運用後獲得廣大的迴響。

　　將增壓式呼吸訓練變成我們平日的運動習慣，能夠讓肺與橫隔膜有效率、平穩地上下收張，不僅可以按摩內臟、提升肺活量，更影響身體 70 ～ 75％的水分，所訓練出來的張力將影響身體核心的力量表現，對於胸、腹腔的壓力及血液循環的影響更為明顯。

增壓式呼吸影響體溫變化

　　體溫可以說是掌控著人體的生、老、病、死，低體溫對於人體會產生各種負面影響，包括：減少血液生成量、影響生長發育、動脈硬化、癌症機率提升等。

　　透過增壓式呼吸促進血液循環的同時，代表體溫會跟著有所變化，加速新陳代謝循環的情況下，體溫也會跟著提升。課程訓練中透過醫療級熱顯像儀的觀察，發現經由增壓式呼吸法進行動態及靜態練習時，體溫不但會提升，甚至能夠穩定聚集於特定位置，即是四肢末梢與下腹腔丹田核心的位置。

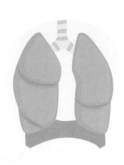

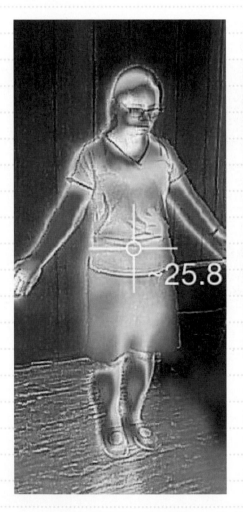
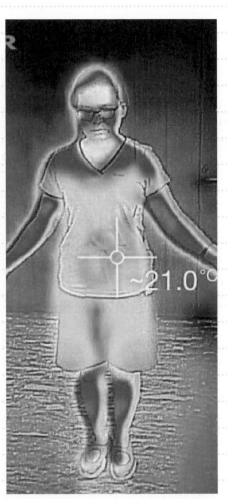

運行增壓式呼吸一分鐘內體溫分布變化圖

☀ 熱顯像照片說明

· 溫度由高至低依序為：

白→紅→橘→黃→青→藍→紫

溫度越高代表血液匯聚越多。

· 照片拍攝於室內且身著服裝，衣物覆蓋處可能因汗水散熱和布料遮擋而溫度較低，沒有衣物覆蓋處相較溫度較高。另外，軀幹部分的溫度一定高於四肢，通過末梢的溫度可以了解到軀幹核心部位的溫度會更高。

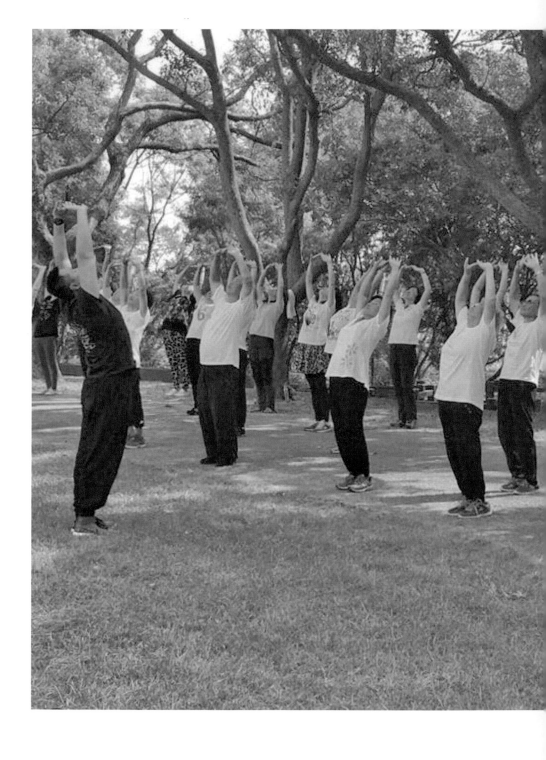

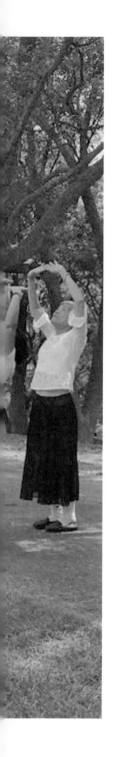

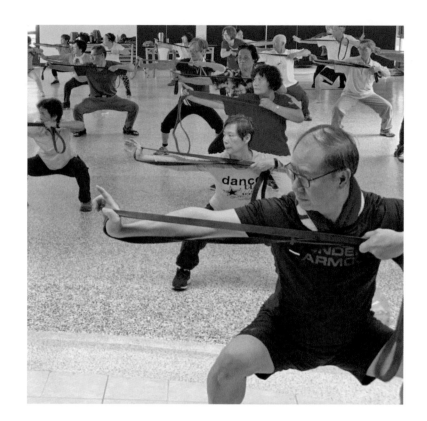

2 CHAPTER

吐　納　之　間
療　癒　身　心

增壓式呼吸的好處

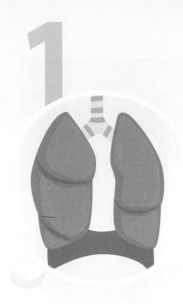

身體的
變化

「利用呼吸調控身心」，早在古代的印度瑜珈及中國道家就已經相當有經驗了，利用平緩、深層的呼吸，可以讓身心安靜下來。

透過增壓式呼吸訓練，可以減輕壓力、安定自律神經、改善焦慮症狀；對於失眠的人，可以有效改善失眠、增加睡眠深度、改善睡眠品質。

身體肌力方面，能夠鍛鍊身體的內外核心肌群，讓脊椎有更大的支撐力量，能夠避免腰背痠痛及運動傷害，並強化肌力、增加神經反應能力；同時還能夠訓練、強化骨盆底肌群，改善膀胱無力及夜間頻尿狀況；強化呼吸肌，改善呼吸系統的能力及吞嚥功能。

利用增壓式呼吸法，身體能夠充分交換氣體。吸氣時，新鮮空氣和氧氣大量進入身體，再藉由深層吐氣將體內的廢氣排出，當身體能進行充分的氣體交換，就能增加含氧量及肺活量，避免身體細胞缺氧。

在體溫及內循環部分，運用增壓式呼吸法，能夠促進血液循環、提高新陳代謝、維持並提高核心體溫。尤其體溫與我們的健康及壽命息息相關，當人的體溫下降到 35℃ 時，

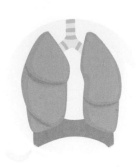

死亡率約為 30%；體溫低於 25℃ 度時，生還的希望非常渺茫。

　　最近的研究顯示，體溫 35℃ 的身體是癌細胞的最愛，但癌細胞會在 39.3℃ 時死亡，所以，體溫較低、身體較寒冷的人，罹癌機率比較高。提升體溫即是保持血液循環暢通，讓身體裡的免疫細胞隨著血液流經全身，血液循環暢通的同時，會促使細胞進行汰舊換新和新陳代謝，讓人體環境朝向好的方向調整，並發揮阻殺癌細胞的能力，遠離疾病。

　　此外，利用增壓式呼吸法，可以按摩內臟、減少內臟脂肪、提升腸道機能、改善便祕、提升體力、恢復力及自癒能力，對回復身體機能很有幫助。

提升免疫力

　　老化議題之所以不容忽視，是因為老化對於人體生理、心理所帶來的影響眾多且多為負面狀況，其中健康的衰退是最直接且我們能明顯感受到的變化。在生命的循環裡，生、老之後接續的是病，然後死，這個過程告訴我們「老化代表著身體對疾病的抵抗力將隨年齡漸長而弱化」，由此可知：

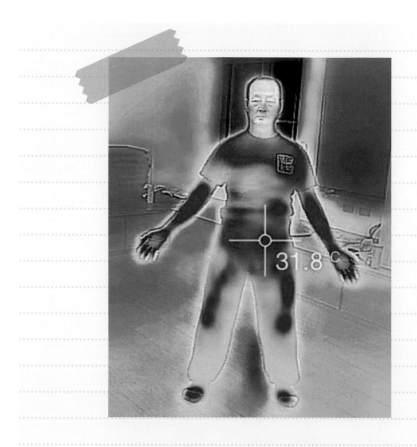

31.8℃

增壓式呼吸訓練增加血液循環
熱顯像顯示體溫提升與分布表現

・溫度由高至低依序為：

　白→紅→橘→黃→青→藍→紫

・溫度越高代表血液匯聚越多。

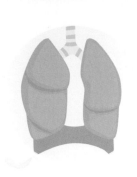

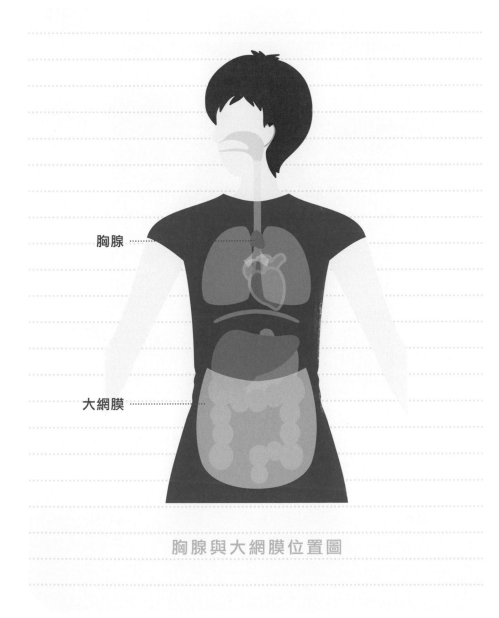

胸腺 ······

大網膜 ······

胸腺與大網膜位置圖

「改善老化現象，免疫力的提升是一項重要指標。」

　　免疫力就是身體抵抗外來病毒與疾病的能力。人體中具備高戰鬥力的免疫細胞是一種叫做「殺手Ｔ細胞」的淋巴細胞，刺激殺手Ｔ細胞生長的器官則是位於胸骨上端、甲狀腺下方的初級淋巴器官「胸腺」，經過骨髓產生造血幹細胞後，將它們送到胸腺來，產生更多強壯的免疫細胞，這一系列過程的流暢度受到身體代謝循環狀況的影響，循環狀況的好壞可從體溫中得知（正常體溫約 36 ～ 37 度為健康體溫），**低體溫與萎縮的胸腺是我們老化後容易生病的原因。**

　　當流行性疾病發生時，**健康的胸腺與健康的體溫能夠增強身體免疫力，降低我們被感染的機率。**透過增壓式呼吸法能增強內部張力，提高人體內部體溫，並提升位於胸腹腔室內的器官與組織，其中**「漲丹田、飽滿於全身」**這兩個步驟更是直接**強化**了位於**胸腔內的胸腺**、與位於**腹腔中的大網膜**（大網膜是位於腹腔的組織，當細菌或異物入侵腹腔，大網膜能通過包裹、吞噬、吸收等方式來消除或限制這些外來有害物質的行動），讓身體保持在為健康隨時備戰的年輕狀態。

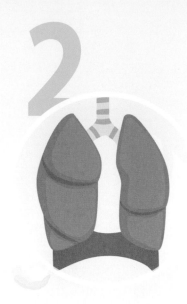

心理的
變化

腦波儀檢測：
呼吸影響放鬆與專注力的變化

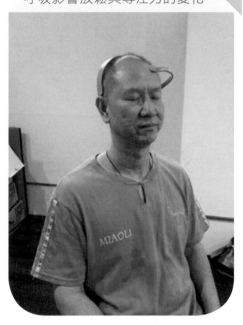

　　呼吸不僅能夠反映出一個人的生理狀況，與情緒、心理變化更是息息相關，比如當我們生氣的時候，呼吸會變得急促；當我們緊張、焦慮的時候，呼吸會變得短促；當我們內心十分平靜的時候，呼吸會變深變緩。

　　因此，當我們有強烈情緒時，焦慮、緊張、憂鬱、害怕、恐懼等，這些都會影響和改變呼吸的品質，包括：頻率、深淺、鬆緊（也就是呼吸的速度快慢，一口氣可以吸到多深，以及主觀感覺自己呼吸的輕鬆程度。）當情緒影響到呼吸品質的時候，同時也影響我們的健康狀況。面對生活上的壓力和負面情緒，我們會不由自主做幾個深呼吸，讓情緒平復；

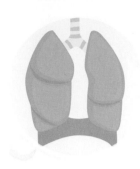

當我們想放鬆自己的時候，也會用深呼吸來放鬆身體，因此，利用呼吸來調節情緒及身心狀態是一種可以訓練的有效方法。

緩慢而深長的呼吸可以讓情緒平穩、保持心靈的寧靜。利用增壓式呼吸，能讓我們呼吸的節奏放緩放慢、呼吸量增加，使我們專注、平靜。

當我們壓力大的時候，轉移注意力在呼吸上，藉此察覺內在各種情緒及心理狀態，進一步認識、了解自己，與自己對話、減輕壓力，這個過程給心理及情緒帶來的改變是很令人驚豔的。

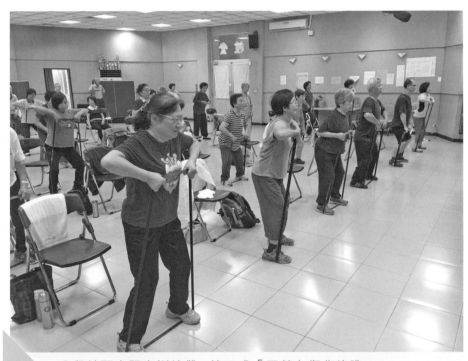

八段錦配合阻力訓練帶：第四式「五勞七傷背後瞧」

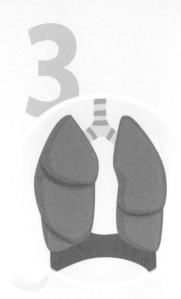

3

增壓式呼吸的起源

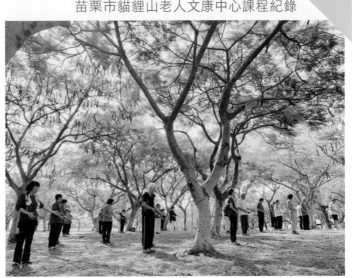

苗栗市貓貍山老人文康中心課程紀錄

師法自然：擴張的概念

在大自然中，有很多動物會藉由呼吸來擴張自己，進行禦敵或嚇阻敵人，我們的老祖宗師法自然，認為兩棲類的動物善於蟄伏，例如蛇、鱷魚或是傳說中的龍，牠們的特殊習性是透過血液讓身體變成圓柱體，進而產生力量，古人觀察這類動物並效法學習，透過呼吸開發身體能量，增壓式呼吸訓練便是由此而來，呼吸訓練能擴張我們的身體，讓身體產生力量。

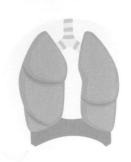

易經陰陽的觀點

　　增壓式呼吸訓練源於《易經》「太極陰陽」的觀點，太極是陰陽變化而成的，同時也是萬物生長的起始。我們認為人體內的太極始於呼吸，在一吸一吐之間孕育出生命的各種現象。呼吸是維繫生命現象的轉換，而《易經》的陰陽學說亦是中醫陰陽學說的基礎，中醫與《易經》的觀念可說是息息相關。

易經八卦的觀點

　　《易經》是中華文化裡常見又神祕的知識，其中「太極生兩儀、兩儀化四象、四象生八卦」是《易經》的基本概念。八卦的組合建立在自然變化的情況，從太極的陰、陽兩儀說起，衍生出太陰、少陰、少陽、太陽四象，進而建構出乾、坤、坎、離、震、巽、艮、兌八個卦象，當然再往後還能推算出六十四卦以及更多的組合。

　　易經八卦與中華文化密不可分，從一開始的氣象系統，一步步演化出天象、星象、醫學、武術等文化，代表著中華

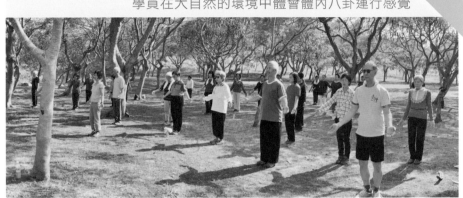

學員在大自然的環境中體會體內八卦運行感覺

文化的許多技藝，都與易經八卦有關。

　　科技發達的現代，我們觀看氣象、星象已經不再像古代那樣用八卦演算，易經與八卦的解釋和用途逐漸被泛用在他處，如：命理、哲學、商學等。儘管易經八卦已非現代人所認為必須了解的文化，但卻不能抹滅其重要性，一個五千多年的智慧在現代依然屹立不搖，可以見得它的理論無法被推翻取代。

　　易經八卦所闡述的是自然間流動所產生的變化，每一種變化都會影響下一刻的變化走向，如同我們的生理現象，久坐不動容易衍生慢性疾病、太過操勞則容易快速衰老、精神緊繃容易有心理疾病等，這些現象還可以相互組合變化，形成更多更複雜的狀況。因此，在了解所有狀況之前，我們可以透過規律逐步分析狀況的衍生，這種推算方式，與八卦圖密不可分。

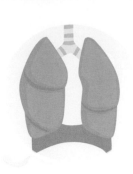

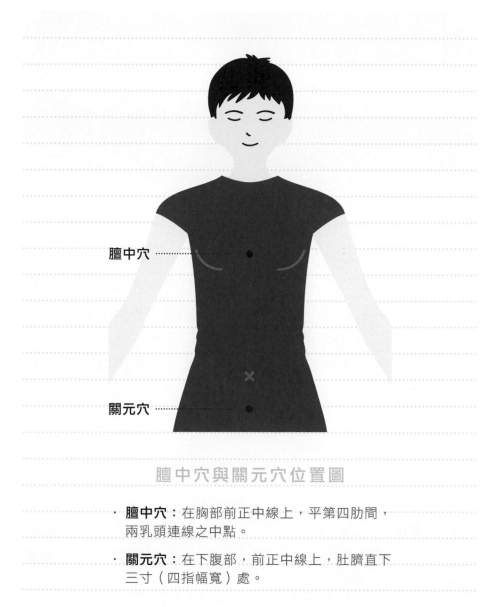

膻中穴 ┈┈┈┈┈┈

關元穴 ┈┈┈┈┈┈

膻中穴與關元穴位置圖

· **膻中穴**：在胸部前正中線上，平第四肋間，
兩乳頭連線之中點。

· **關元穴**：在下腹部，前正中線上，肚臍直下
三寸（四指幅寬）處。

　　然而，易經八卦概念如何應用於增壓式呼吸訓練呢？

　　人體的膽中穴與關元穴兩點，**相當於太極中的兩儀**，兩儀產生方向，之後又透過訓練產生四個方位。吸氣的時候肺往下脹，壓動橫膈膜影響內臟，藉由吸氣的擴張力量，影響血液到達四肢末梢。吐氣的時候會有收縮的力量，藉由腹膜的收縮，同時頂關元穴、收縮骨盆底肌（也就是中醫所稱的會陰穴）。只有在吸氣與吐氣之間會陰穴會放鬆。透過吸氣與吐氣，陰跟陽會產生身體擴張的實質力量感。

　　古諺：「獨陽不生，孤陰不長。」在吸吐之間，呼吸是完全放鬆的，慢慢地產生張力、推動胸腹腔、提升內壓力、推動血液循環、增加新陳代謝以及身體熱能，讓血液更能夠到達四肢末梢，並且讓內臟收縮，呼吸頻率更穩定、有力。

人體八卦圖

　　八卦應用在人體上，成為一種訓練學，用呼吸推動血液，訓練八個經由鍛鍊而能提升健康的身體部位，這八個部位分別為：百會、會陰、雙臂、脅肋（兩側）與雙腿。為什麼要將這八個部位列為我們所認為的人體八卦圖呢？這八

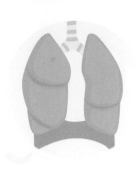

處是相對應的八個點，並且都影響著我們的生活機能，更重要的是：可以透過鍛鍊而強化。

人體八卦圖方位

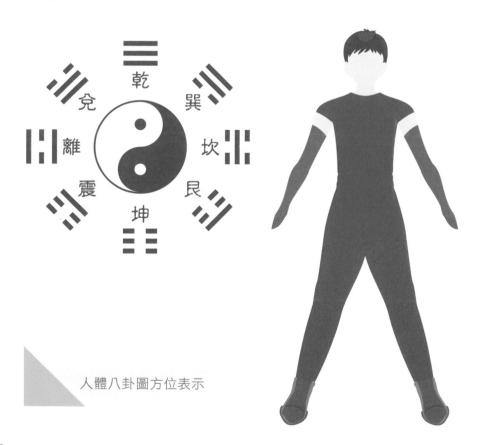

人體八卦圖方位表示

百　會	百會位於頭部頂端，是所有陽脈匯聚之處，同時也是刺激腦部血液循環的穴位。百會的循環流暢與否，影響著人的精神與集中力，因此，長期累積工作壓力的人，其百會穴也會積累壓力，漸漸產生疲倦、精神不濟、記憶力衰退等問題。
會　陰	會陰位於下體中央部位，所影響的肌群為骨盆底肌，也是人體核心肌群。骨盆底肌的收縮能刺激雄性／雌性激素的分泌，也影響排泄系統功能，骨盆底肌的強健也讓人看起來更年輕。
雙　臂	雙臂的使用與日常生活密不可分，雙臂的力量與靈巧除了帶來生活的便利性，也透露出一個人大腦的健康程度，同時，雙臂強健也對末梢血液循環有著極大的影響。
脇肋兩側	肋骨的作用在於支撐胸腔、保護內臟，肋間肌更是協助呼吸作用的重要組織。脇肋雖然扮演著保護內臟的重要角色，卻也極其敏感脆弱，脇肋若受傷，整個呼吸動作都會受到影響。因此，脇肋兩側的健康對呼吸十分重要。
雙　腿	雙腿是支撐全身體重並讓我們站立行走的重要部位，相較其他肌群，雙腿肌群的強壯程度更影響著身體的基礎代謝程度，除了基本的行起坐臥，雙腿是進行運動訓練不可或缺的重點。

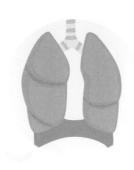

　　我們認為身體中的太極即為吐納，從呼吸間胸腹腔壓力轉換為兩儀，呼吸轉化能量供給四肢為四象，透過四肢與百會、會陰、脅肋兩側等八個身體部位而成八卦，這人體的八卦圖是進行呼吸訓練時的循環路徑，也是吐納時所要強化、不可或缺的八個部位。

　　透過運動學、營養學等各種健康知識說明，人的運動與飲食是有波幅的，不是、也不能單靠一種運動方式，或只吃某種食物就能保證永遠健康，隨著時間的變化，身體也像太極圖一樣產生此消彼長的現象，若沒有控制好兩者的平衡，過度偏頗某種運動或飲食造成失衡，時間久了會出現問題，如同久旱必成災、久雨必成洪，必須適時調整達到平衡，才能得到真正的健康。

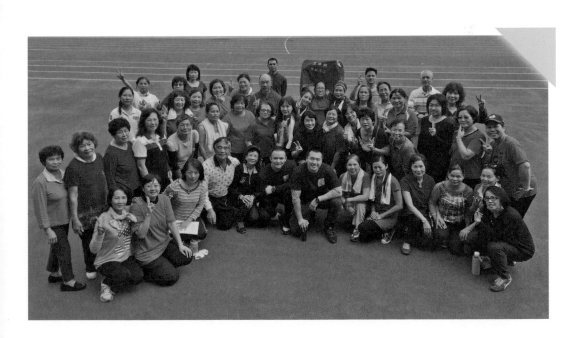

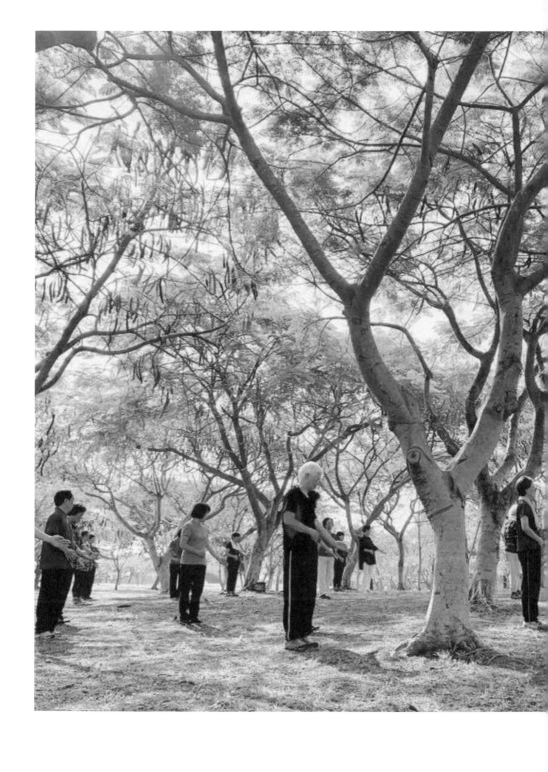

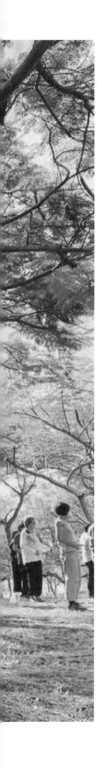

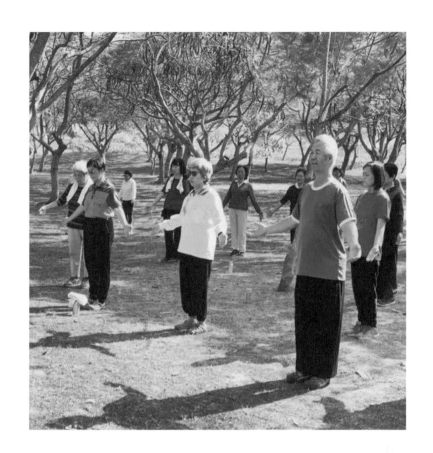

3

CHAP
TER

如 何 呼 吸

增壓式呼吸的訓練學

1

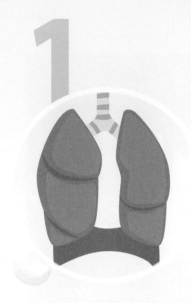

增壓式呼吸
口訣

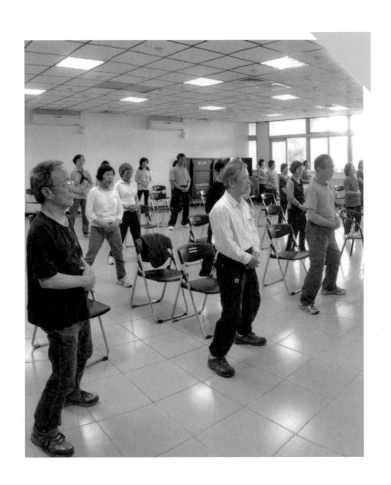

　　增壓式呼吸以**鼻吸鼻呼**的方式進行，其動作口訣分別
為：**「提會陰、漲丹田、飽滿於全身、下沉頂關元。」**這四
個動作影響著呼吸時腔室內部的壓力變化，同時也刺激著經
絡與氣血之間的運行。

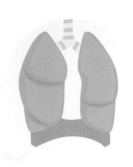

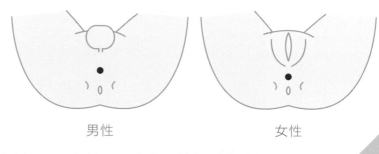

男性　　　　　　　　女性

會陰穴位置圖

提會陰

　　會陰為任脈、督脈、沖脈的交會穴位，位於男性陰囊根部／女性陰唇後與肛門之間的中點，和位於頭頂上的百會穴呈相對位置，是人體精、氣、神的連接通道。

　　中醫學論點提及，會陰能疏通體內經脈的連結，促進陰、陽之氣的循環，獨特作用是能調節生理與生殖功能。

　　人體解剖圖中，會陰位置位於骨盆底肌，同時也是人體核心肌群的重要部位，對人體的作用為支撐尿道、膀胱、子宮與直腸，同時也承受著因運動所帶來的腹部壓力。

　　提會陰能增強腹腔壓力，啟動身體氣血循環的流動，因此擔任內核心式呼吸口訣中重要的第一步。

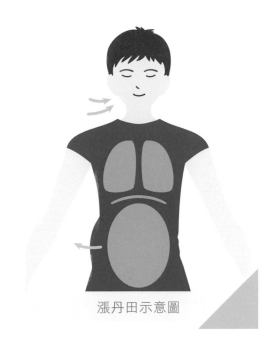

漲丹田示意圖

漲丹田

　　丹田位於肚臍下大約四指幅的位置，是收納人體精氣的位置。

　　漲丹田藉由吸氣將下腹部撐起，在提會陰開始啟動氣血循環之後，緊接著讓氣血匯聚於丹田。

　　漲丹田是將下腹腔撐開，讓下腹腔室充滿力量，逐步將氣血由下至上提起，此一動作**能強化腹腔的張力，使腔膜更具有彈性，讓身體各器官運行得更加活絡。**

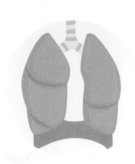

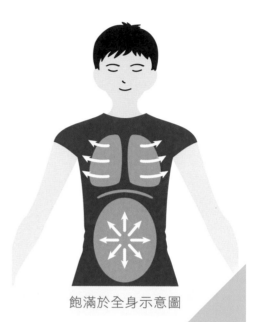

飽滿於全身示意圖

飽滿於全身

繼漲丹田後,將體內張力從腹腔一路延伸到胸腔,這過程中體內壓力從下至上提起,橫膈膜也受到吸氣的壓力往上提升,使氣血充滿全身,讓全身內在張力漲至最大。

橫膈膜幫助體內氣體交換,同時也影響腹部壓力,**飽滿於全身**這一動作不僅僅**增強胸、腹腔的張力,同時也提升橫隔膜的彈性。**

這一層由肌肉纖維所構成的隔膜,除了將胸腹腔相互隔開以外,也影響著人體各種日常生活,如嘔吐、排便、施壓於食道避免胃食道逆流等作用,是個單純卻又重要的存在。訓練時,透過飽滿於全身這個動作的完成程度,能理解腔室張力的大小,同時也能得知橫隔膜的彈性優劣與否。

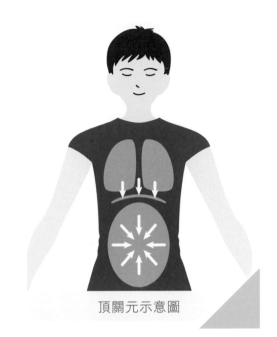

頂關元示意圖

下沉頂關元

關元是位於丹田上的穴位，作用如其名，是為元氣之關，也是吐納凝神之所。關元的強健程度彰顯一個人的氣血健康程度，關元若虛軟無力，則氣虛盈弱，大病將至。

當前幾個動作把全身內在張力達到極致後，操作胸腹腔的壓力從全身聚集回下腹部丹田的位置。

頂關元一詞是**讓腹腔增壓向下腹腔擴張而匯聚於丹田之外，還要讓關元穴扎實起來**，以手指觸碰時有扎實的觸感。

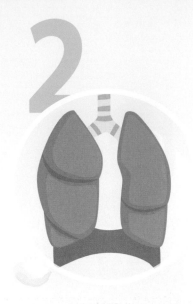

氣的流動

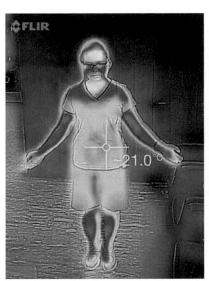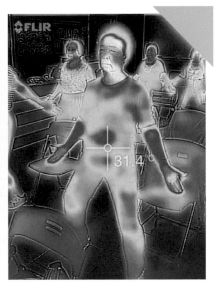

流動的能量

「生命的存在」在於流動，無論是血液的流動、呼吸的流動、身體內部各種循環的流動，都影響著我們身體健康狀況與否，而種種流動產生了生命能量，我們將這些生命能量稱之為「氣」。

「氣」呈現流動的型態，如同呼吸、心跳、脈搏一般，沒有特殊狀態發生時不會特別注意它們的存在，而氣的流動又比呼吸、心跳、脈搏更難以察覺，往往被忽視其存在與重要性。

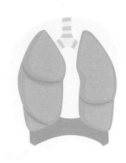

能量的感覺：氣感

關於 **「氣的流動」** 有五種較為普遍的感覺分類，我們稱之為 **「氣感」**，分別為 **「痠、麻、刺、腫、熱」**，其中 **比較常見的氣感是「熱」**，儘管每個人對於氣的感受或多或少都有不同，但溫度變化卻是較容易讓人感受到的。

所謂三分氣帶一分血，氣與血是兩種不同的形態，卻相互關連著，氣的流動也帶動著血液的流動，而血液快速的流動則會讓體溫明顯上升，這就是為什麼熱度相較於氣的流動較容易讓人察覺。

當我們透過溫度變化去理解氣的流動，最基本的是全身溫度的變化，自增壓式呼吸啟動後，身體會很明顯地逐漸發熱、發汗，此為氣血因吐納而開始加速循環產生的現象。

隨著鍛鍊後身體強化，氣的流動會從全身發熱轉變為特定局部的發熱，也就是哪個部位最通暢（或最不通暢），氣感就會越明顯。透過氣感的呈現，可以初步了解身體對於氣的流動到何種階段，並了解氣在體內流動的表現。

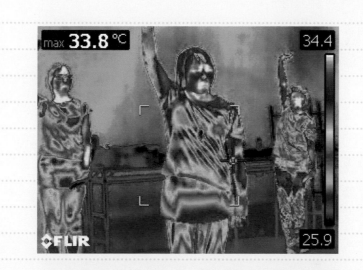

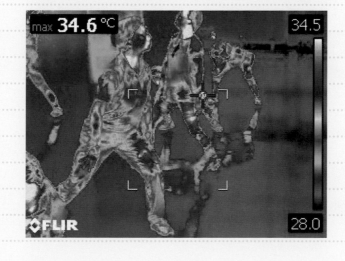

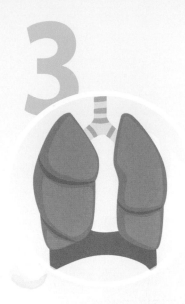

3

身體在進行
增壓式呼吸後
的改變

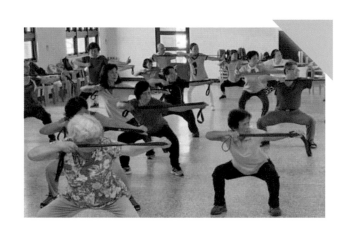

內外核心肌群張力的用途

　　張力，即是內在的反向壓力。對抗著以地心引力為首的各種外在壓力，同時也影響著各種退化、老化等作用。

　　張力是一種在放鬆狀態下依然具備著彈性與拉力的現象，控制著人體日常生活中各種功能性的活動，其中影響力最為明顯的就是肌肉張力。

　　肌肉張力的高低會影響一個人的外在型態。

　　肌肉張力較低的人往往容易彎腰駝背、難以保持挺直的姿勢，且容易疲勞、耐力也較為低落。同時，肌肉張力較低的人在進行一件需要付出力量的事情時，耗費的能量比肌肉張力較高的人來得要多，較易累積疲勞，很容易對事情產生倦怠感，進而提不起精神與興致。

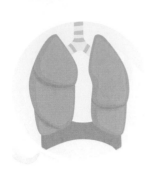

　　而肌肉張力除了眼睛可見的外核心肌群以外，內核心肌群的肌肉張力也不能忽視。

　　若說外核心肌群的肌肉張力影響著外在型態，內核心肌群的肌肉張力則影響著腔室與內臟的狀態。

　　臟腑運作需要一定的活動空間，給它們的空間越寬裕，它們運作得越流暢，這樣的空間會隨著年齡的增長、身體的老化而被壓縮，相對地，透過鍛鍊就能獲得提升和擴展。

　　外核心肌群的肌肉張力健康，能擁有漂亮的肌肉姿態與型態。**內核心肌群**的肌肉張力健康，則能確保體內臟腑的運行流暢，讓身體內分泌循環良好，改善皮膚、精神、甚至能擁有與年齡不相稱的年輕外貌。

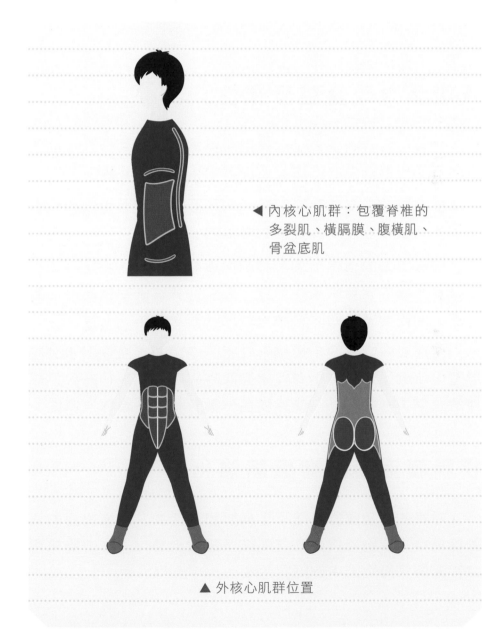

◀ 內核心肌群：包覆脊椎的
多裂肌、橫膈膜、腹橫肌、
骨盆底肌

▲ 外核心肌群位置

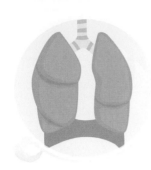

呼吸張力改變腔膜彈性

外核心肌群的張力可以透過肌肉鍛鍊來得到提升，而改善內核心肌群張力的方法莫過於透過**「增壓式呼吸」**了。

前文提過增壓式呼吸口訣，內核心式呼吸著重的方向在於「如何強化呼吸所影響的肌肉張力」。

呼吸張力的強化刺激著胸腔與腹腔的擴張，腔室間的擴張首要影響的就是腔膜的彈性。腔膜的彈性決定臟腑的活動程度，同時保護我們的臟器受到良好的包覆。

增壓式呼吸需要不斷擴張腔室的空間，讓血液與水分在腔室中流動匯聚，這個過程讓腔膜在呼吸之間進行充分且規律的收縮與舒張運動，使腔膜在一吸一吐中逐漸增強彈性。

橫膈膜活動影響臟腑強化

呼吸的交替運動脫離不了橫膈膜的活動，而橫膈膜的活動恰巧會造成胸腔與腹腔之間腔室壓力的變化，壓力變化則會影響胸腔與腹腔中的臟腑活動。

橫膈膜活動按摩臟腑示意圖

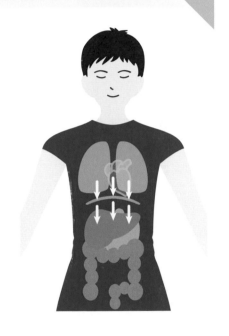

正常的橫膈膜活動方式在吸氣時會往下增加胸腔空間，而吐氣時則往上壓縮胸腔，幫助肺臟將氣體排出。

增壓式呼吸則能強化橫膈膜的活動。

進行增壓式呼吸時，橫膈膜處於持續施加壓力給腹腔的狀態，這使得位於胸腔的肺臟在吸氣時能擁有更多的擴張空間，腹腔則在橫膈膜持續施壓下，血液與水分在此流動，對腹腔內的各個臟腑進行按摩與調整。橫膈膜的持續加壓讓身體內部不停地產生流動，流動產生氣，滋養我們的肝、心、脾、肺、腎等各個重要器官，這些器官透過氣的運行能達到運動強化的功效，也讓器官更加年輕、有活力。

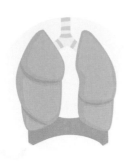

身體密度提升心肺功能

　　一般練氣主要目的是提升心肺功能，然而心肺功能的提升並不是吸吸吐吐幾下就能提升這麼容易的事情，除了心肺本身的問題之外，還有其他影響條件，身體的密度就是其中之一。

　　心肺功能除了幫助氧氣的交換，還有血液的輸送。血液輸送狀態包含輸送速度與流暢度，影響這兩者的因素則在於「**身體的密度**」。

　　身體的密度包含：肌肉密度、腔膜彈性、腔室張力、橫膈膜彈性及各組織的密度與彈性等，由多向性條件所組成，儘管條件眾多，脫離不了的主要指標在於身體的緊密程度，一個鬆垮垮的身體，無論是代謝或是血液循環，必然存在著眾多問題。

　　增壓式呼吸所訓練、鍛鍊的就是身體的密度，心肺功能是考核學習程度的主要指標。身體的密度夠高，則能促進血液與代謝循環的加速，同時也能增加呼吸的含氧量。增壓式呼吸練得好不好，從吸吐的長度、力度能初步得知，藉此了解心肺功能是否透過訓練得到了強化。

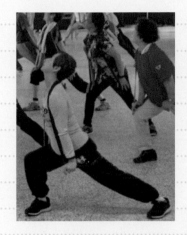
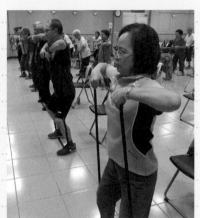

▲ 高齡學員使用阻力訓練帶，搭配八段錦動作訓練

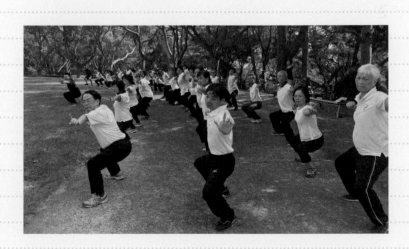

▲ 八段錦訓練動作

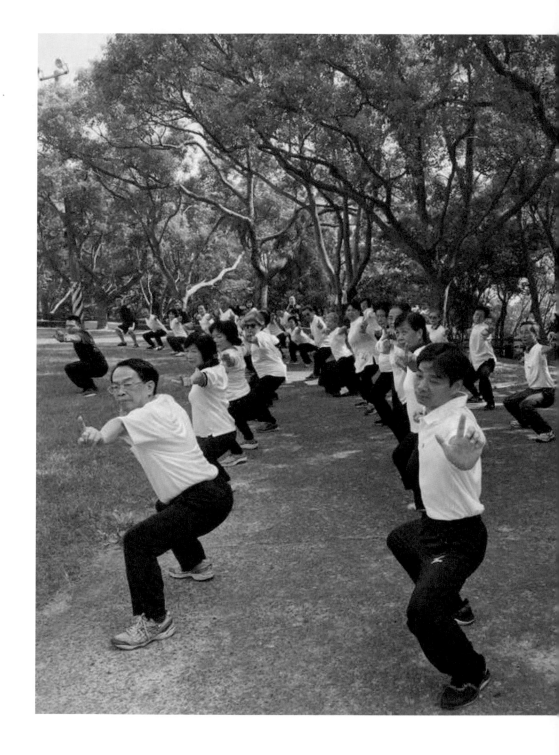

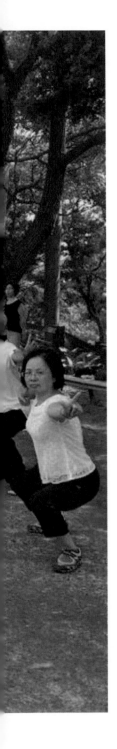

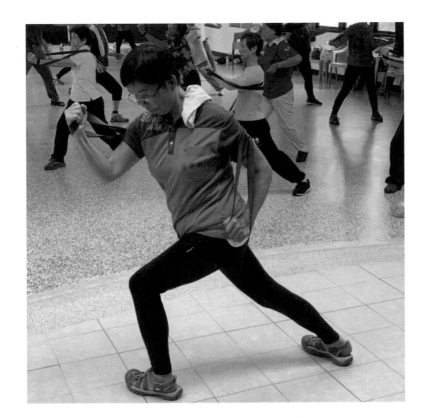

4

配 合 呼 吸
鍛 鍊 身 體

八 段 錦 的 動 作 解 說

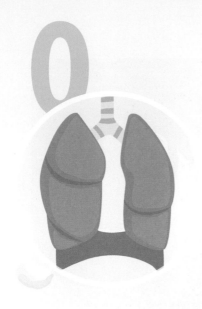

0

八段錦

八段錦和五禽戲、太極拳，都是中國民間廣為流傳的健身方法，而「八段錦」健身法更是全國推廣常見的「健身氣功」。

八　段　錦
完整示範動作

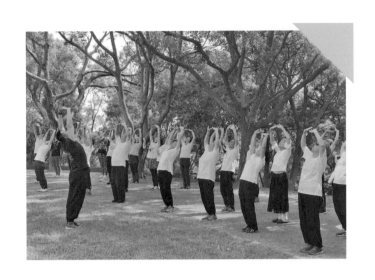

　　「武八段」相傳為宋朝岳飛所創，為增強體能、提振士氣、提升士兵戰鬥力，因而創立的一套集體操練的鍛鍊方式，屬於站樁功類型。分八段動作，以呼吸配合全身內在張力的形式進行鍛鍊，又有「內功八段錦」之稱。

　　八段錦動作並不複雜，易學易懂，正因如此，我們學會動作後，更要注意內在的運行，藏在內部的鍛鍊與影響不像外表動作那般明顯，具備一定強度以上的八段錦才能改善人體肌肉、經絡、臟腑的健康，它的價值絕對不止動一動健康操那樣來得簡易。

　　本篇講述的**八段錦必須配合增壓式呼吸作為動作的吐納方式**，根據個人的體能狀況，制定不同的訓練組數，組數越高，鍛鍊效果越強。

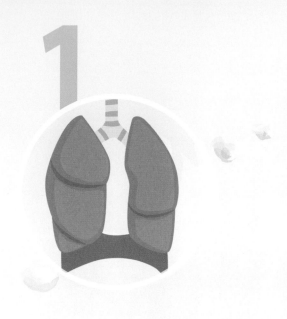

雙手托天
理三焦

　　雙手托天理三焦為八段錦的起式，由於是第一起始動作，其目的是啟動氣血、經絡、肌肉等組織的運行，讓身體為後續動作做好全面的準備。

　　此動作視個人體能狀態，可將運動組數定為 12 組、24 組、36 組等。

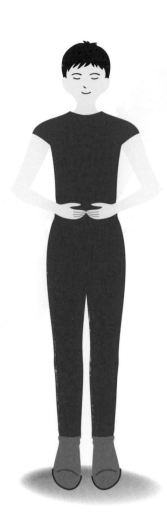

動作
1　吸氣

起式，兩手中指輕觸，掌心朝上，隨著**吸氣**，雙
手從丹田緩緩往上伸展。

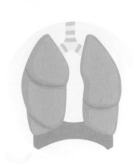

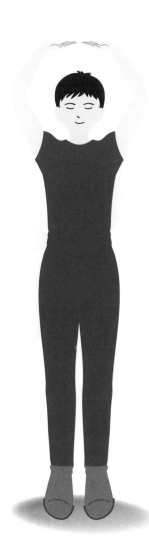

動作
2 🎵 吸氣

吸氣，將雙手伸至頭頂，微抬下顎，至眼睛能看見手指的高度，並儘量將肋骨提起。

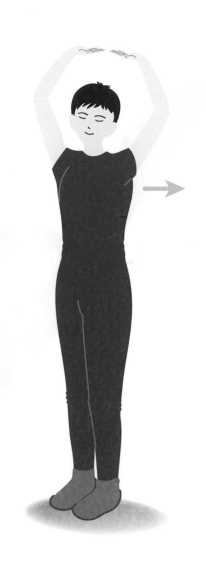

動作 3 吸氣

再深吸一口氣（中途無換氣），讓胸腔擴張，並
使身體微微後傾。

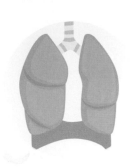

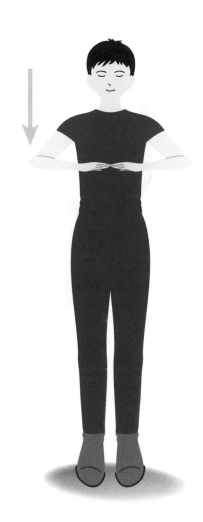

動作
4 吐氣

將身體回正，隨後將雙手隨著**吐氣**的速度慢慢下
壓。（至此為一循環，再回到動作一～四反覆循
環。）

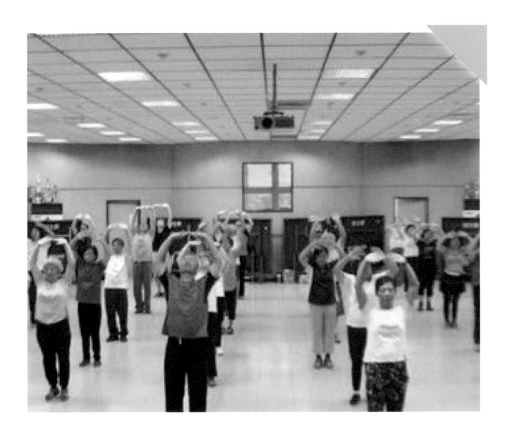

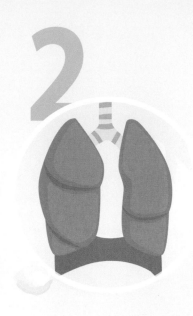

左右開弓
似射鵰

　　鍛鍊上肢與下肢力量，將雙手左右
拉伸以展開胸腔，讓胸背更有彈性與力
量，活化胸腺腺體，同時藉由馬步下蹲
增強下肢肌群，啟動身體力量的源頭。

　　此動作視個人體能狀態，可將運動
組數定為 12 組、24 組、36 組等。

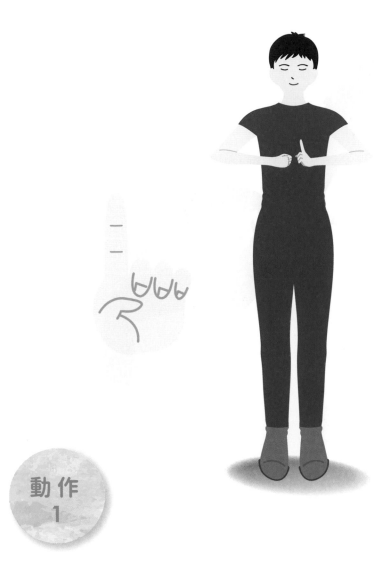

動作
1

起式，右手握拳，左手將食指立起，其餘四指微
扣，置於胸前。

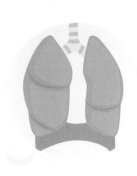

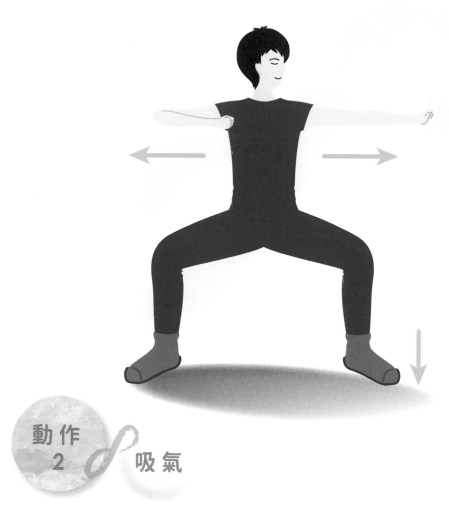

動作
2 吸氣

隨著**吸氣**將左腳跨出,左手向左側推出,右手握
拳曲肘向右側拉出,馬步下蹲。

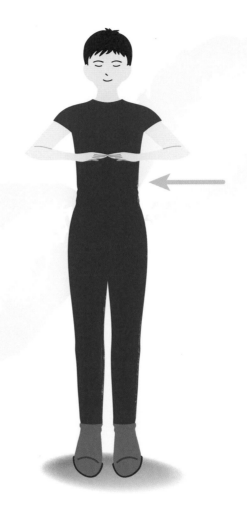

動作
3　吐氣

吐氣，將雙手收回胸前，並收回左腳回到起式站
立姿勢。

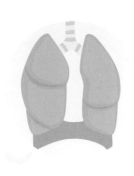

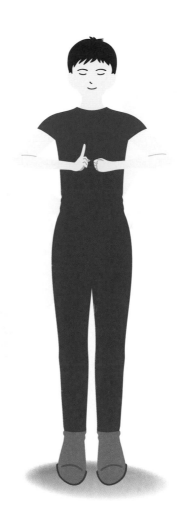

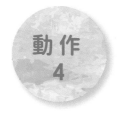

動作
4

將動作一的手勢左右交換，換方向進行。

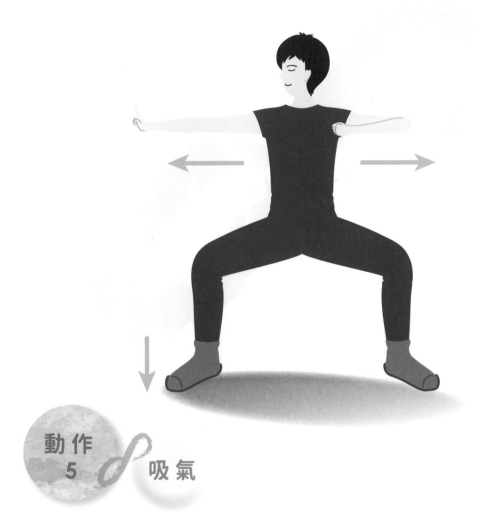

動作
5　吸氣

隨著**吸氣**將右腳跨出，右手向右側推出，左手握
拳曲肘向左側拉出，馬步下蹲。

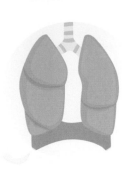

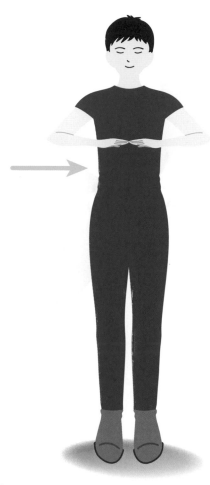

動作 6 吐氣

吐氣，將雙手收回胸前，並收回右腳回到起式站
立姿勢。（左右反覆循環，完成此式。）

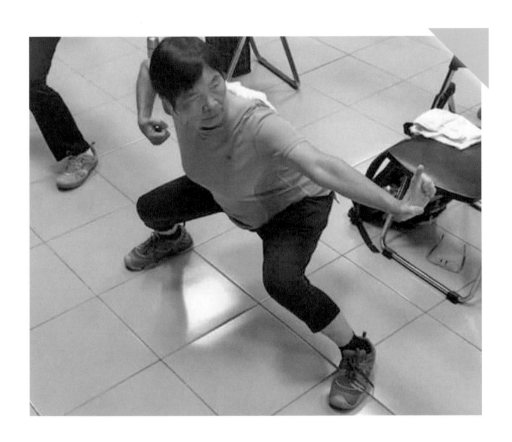

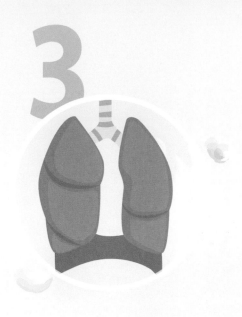

調理脾胃需單舉

藉由上肢的伸展與扭轉進行螺旋運動，外在增加肌肉彈性，內在疏通經絡與活絡臟腑循環，同時按摩脊椎附近的肌肉群，對於上半身的放鬆有特別的成效。

此動作視個人體能狀態，可將運動組數定為 12 組、24 組、36 組等。

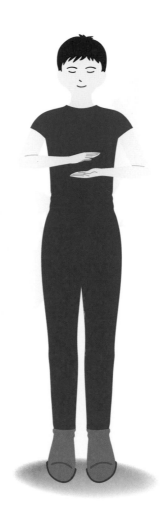

動作
1

起式，右手手掌朝下，左手手掌朝上，兩掌相對，
置於胸前。

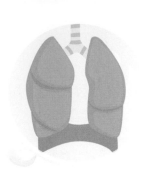

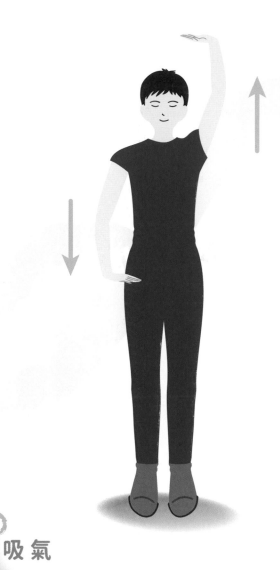

動作 2 吸氣

吸氣，右手往下按，左手向上伸展，雙手立腕，
儘量讓身體左右兩側呈上下伸展。

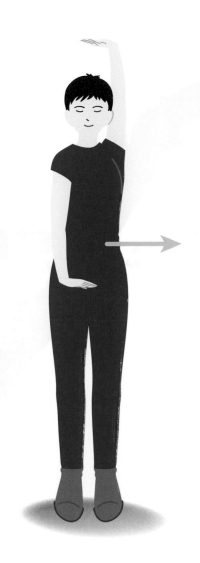

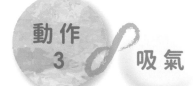

動作 3　吸氣

雙手維持動作二的狀態，隨後將身體往左側扭轉，
但頭部與腿部定住不動（**此時仍是吸氣狀態**），
直到把氣吸飽。

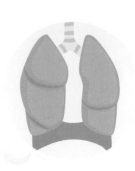

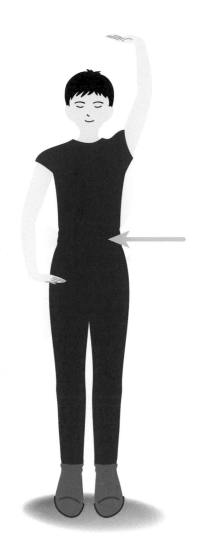

動作 4 吐氣

開始**吐氣**,將身體轉回正面,雙手仍保持動作二的狀態。

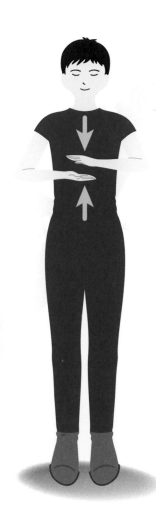

動作
5　吐氣

左手向下、右手向上，回到胸前掌心相對，**將氣吐乾**。隨後重複動作二～動作五，反覆循環。

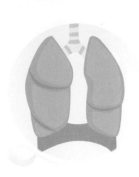

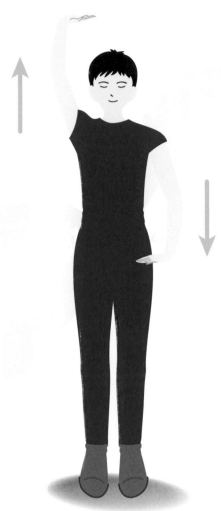

動作
6 吸氣

左側擰轉（動作二到五）循環幾次後，換**吸氣**時
左手往下按，右手向上伸展，儘量讓身體左右兩
側呈上下伸展。

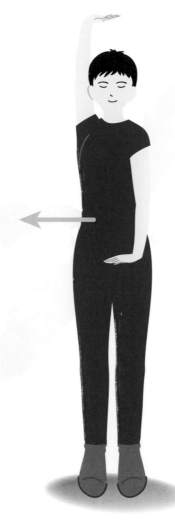

動作 7 吸氣

雙手維持動作六的狀態，隨後將身體往右側扭轉，
但頭部與腿部定住不動（**此時仍是吸氣狀態**），
直到把氣吸飽。

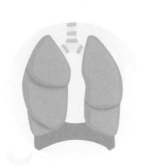

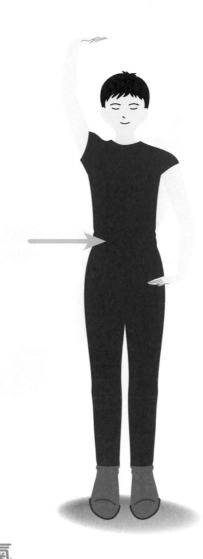

動作 8 ♪ 吐氣

開始**吐氣**，將身體轉回正面，雙手仍保持動作六的狀態。

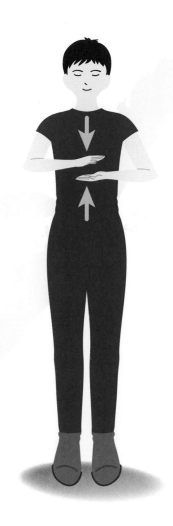

動作
9　吐氣

右手向下、左手向上，回到胸前掌心相對，**將氣吐乾**。（重複動作六～動作九，反覆循環後，完成此式。）

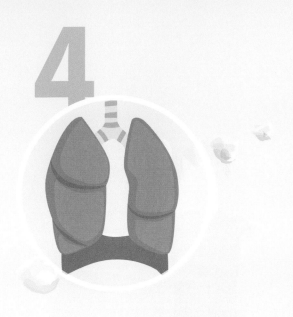

4

五勞七傷
背後瞧

　　五勞為肝、心、脾、肺、腎之勞，七傷為傷脾、傷肝、傷腎、傷肺、傷心、傷形、傷志。臟腑若有所傷，久了會影響型態與心理，此動作進行腰部的螺旋運動，將身體外在肌肉與內在臟腑經由扭轉好好地按摩一遍，以紓解暗藏在身體裡的壓力。

　　此動作視個人體能狀態，可將運動組數定為 12 組、24 組、36 組等。

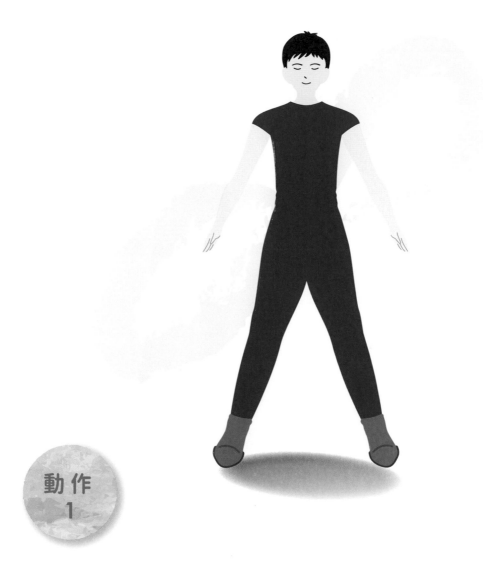

動作
1

起式，雙腳左右站開，雙手張開約 45 度。

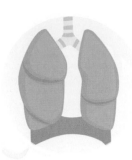

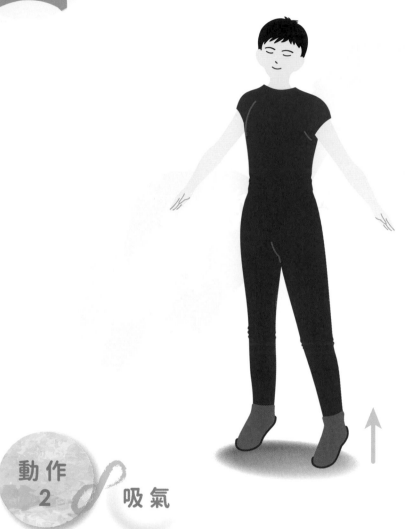

動作 2 吸氣

吸氣，將腳跟跬起，視腿力儘量跬高，此時雙手
逐漸抬至不超過肩膀的高度。

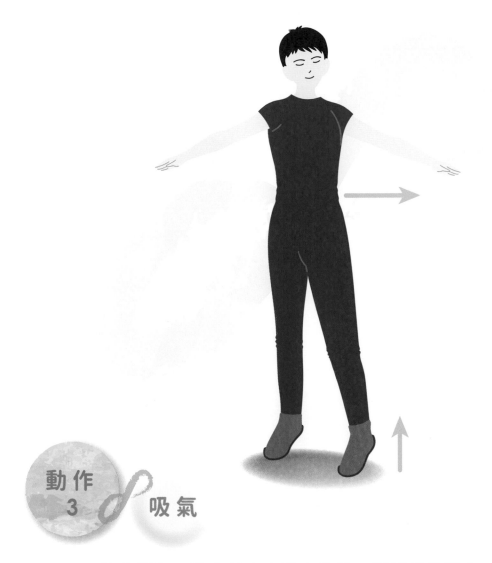

動作 3　吸氣

隨著**吸氣**，將身體向左後方擰轉，頭部儘量看向左手的位置，注意雙腳除了踮腳尖之外不做任何旋轉動作。

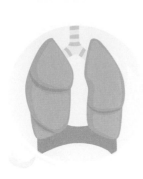

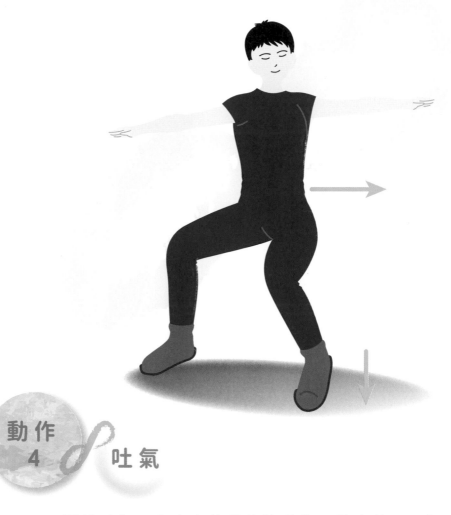

動作
4 ♪ 吐氣

　開始**吐氣**，上半身儘量維持動作三的姿態，腿部
慢慢隨著吐氣的速度呈馬步下蹲。

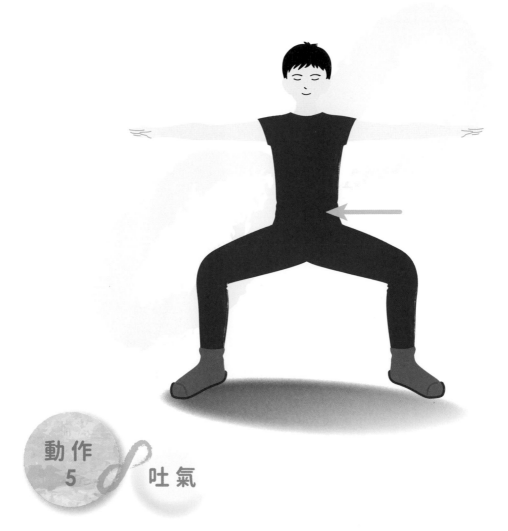

動作 5　吐氣

維持馬步的姿勢，將身體轉回正面後，**將氣吐盡**。

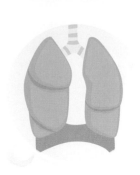

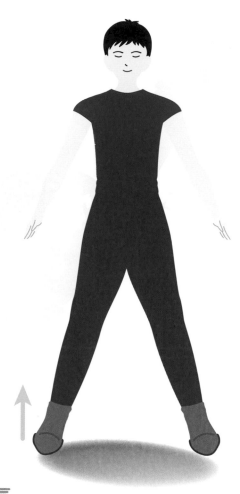

動作
6 吸氣

吸氣，慢慢將身體站起，回到動作一的姿態。

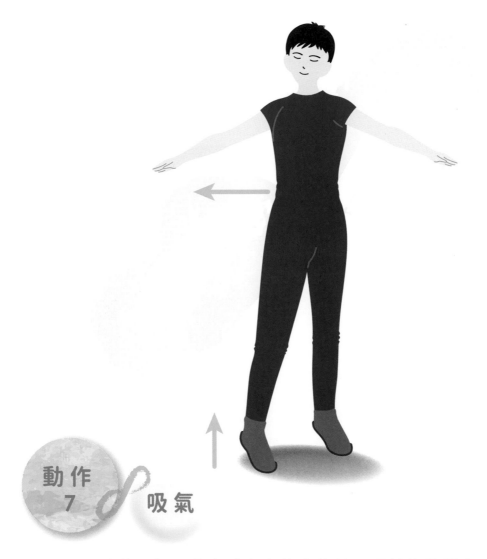

動作
7 吸氣

隨著**吸氣**，將身體向右後方擰轉，頭部儘量看向
右手的位置，注意雙腳除了踮腳尖之外不做任何
旋轉動作。

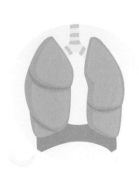

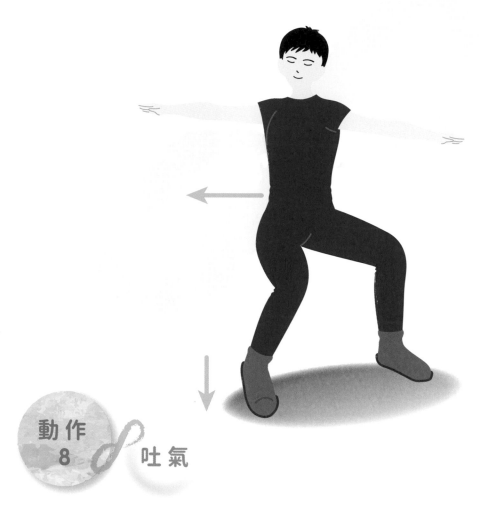

動作
8 吐氣

開始**吐氣**，上半身儘量維持動作七的姿態，腿部
慢慢隨著吐氣的速度呈馬步下蹲。

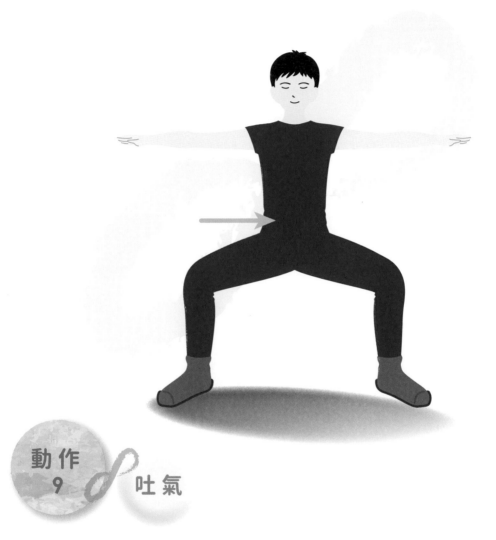

動作
9　吐氣

維持馬步的姿勢，將身體轉回正面後，**將氣吐盡**。
（左右反覆循環，完成此式。）

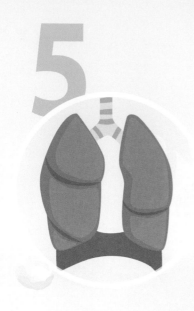

5

搖頭擺尾
去心火

　　心火有虛實之分，虛火旺則口乾、難
寐、盜汗、心煩；實火旺則易怒、尿黃、
口乾、口腔潰瘍。心火過旺則腎水不足，此
動作能疏通任脈與腎經，以鼻吸口呼排除穢
氣，同時能強化腰背的力量與彈性。

　　此動作視個人體能狀態，可將運動組數
定為 12 組、24 組、36 組等。

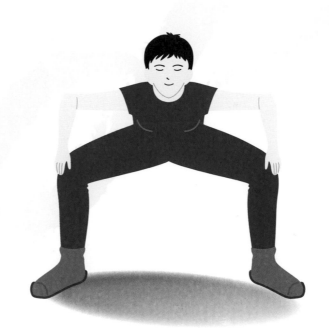

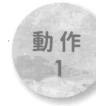

動作 1

起式，呈馬步下蹲，身體略為前傾，並將雙手按
於兩膝上。

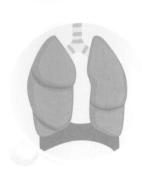

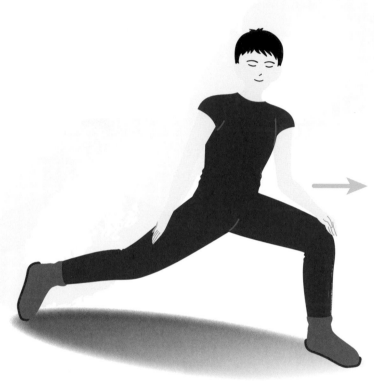

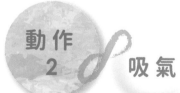

動作 2 吸氣

吸氣，將身體向左方轉成左弓箭步，同時將身體往斜上伸展，拉伸頸部與腰部。

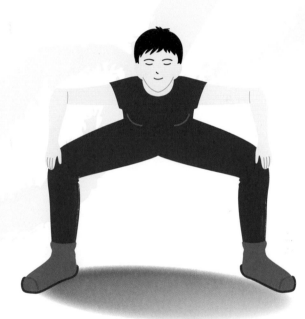

動作 3 吐氣

以口吐氣，將身體返回正面，**將氣吐盡**。

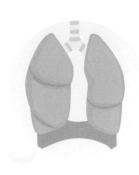

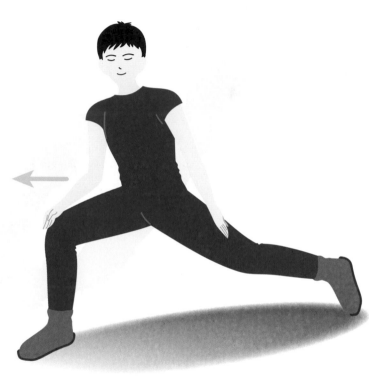

動作
4 吸氣

再次**吸氣**,將身體向右方轉成右弓箭步,同時將
身體往斜上伸展,拉伸頸部與腰部。(反覆循環,
完成此式。)

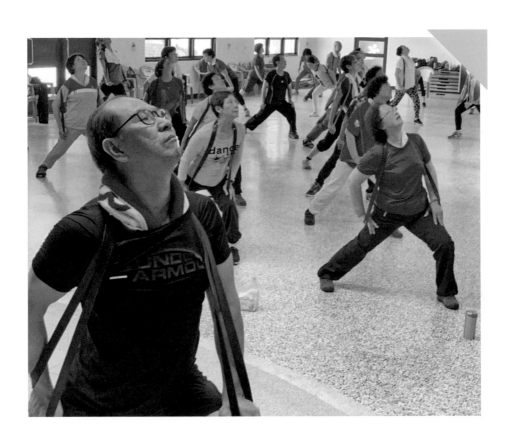

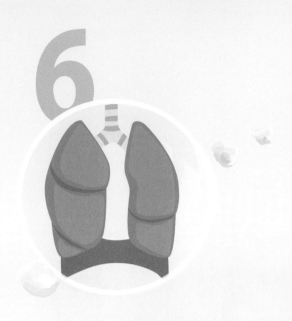

6

兩手攀足
固腎腰

固腎腰是為「穩固腎腰」，以攀足之姿伸展腰背與後腿肌群，刺激強化肌肉的彈性與延展性，讓腰部更有力量保護位於內側的器官。

此動作視個人體能狀態，可將運動組數定為 12 組、24 組、36 組等。

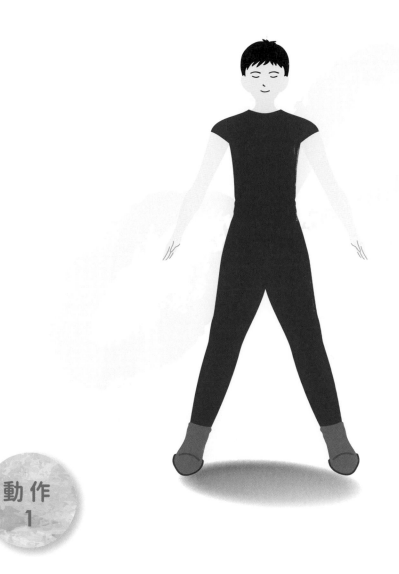

動作 1

起式，雙腳左右站開，雙手張開約 45 度。

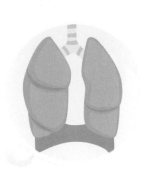

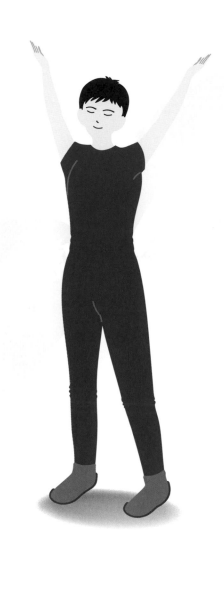

動作
2　吸氣

吸氣，將雙手向上展開，如伸懶腰般伸展身體。

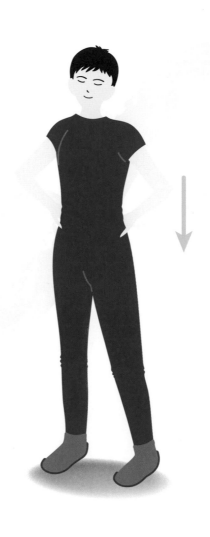

動作
3　吐氣

吐氣，將雙手置於腰背後方，稍微施力按壓腰背。

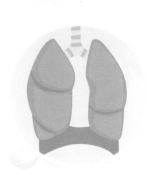

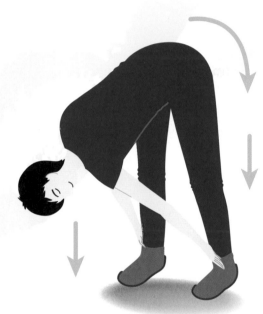

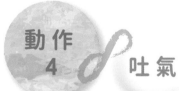

動作
4　吐氣

吐氣，同時將置於後腰的雙手順著臀部、腿部、
至踝關節處移動，此動作儘量將雙膝打直，並將
臀部重心往後。

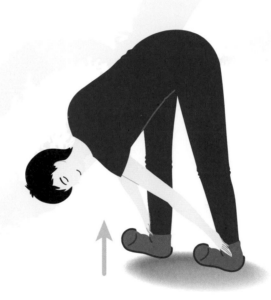

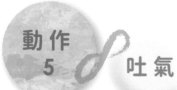

動作 5　吐氣

隨著**吐氣**，雙手握住腳踝，以腳跟著地，將腳尖
翹起，拉伸小腿肌群。

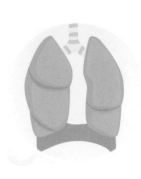

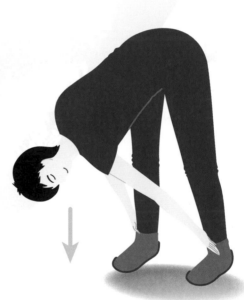

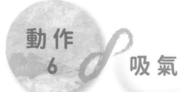 吸氣

將腳尖踩回地面,平衡後,**再次吸氣**。(起身回到動作二,反覆循環,完成此式。)

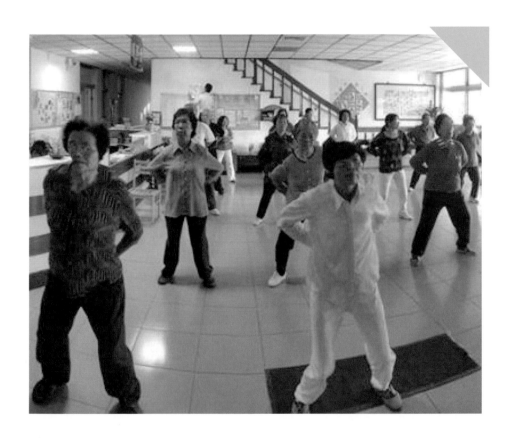

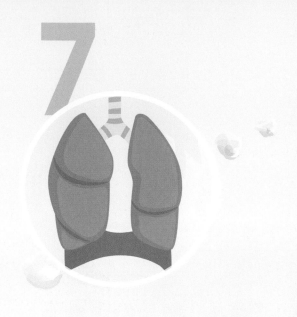

7

攢拳怒目
增氣力

力量是檢測健康程度的指標之一，其中握力與腿力特別重要，影響生活品質。轉腿、擰腰、攢拳，將身體緩緩用力並旋轉，集中精神鍛鍊肌肉的力量。

此動作視個人體能狀態，可將運動組數定為 12 組、24 組、36 組等。

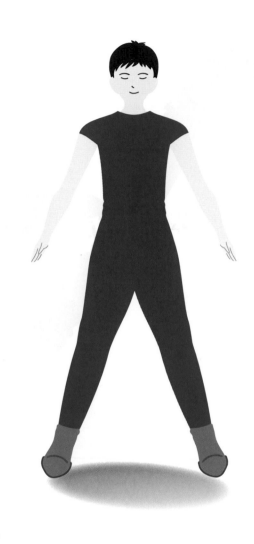

動作 1

起式，雙腳左右站開，雙手張開約 45 度。

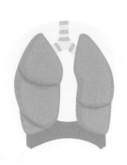

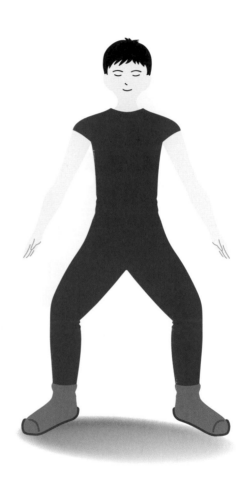

動作
2

此動作採「高樁馬步」（如圖所示），即膝蓋微彎，
視個人體力狀況調整馬步的高度。

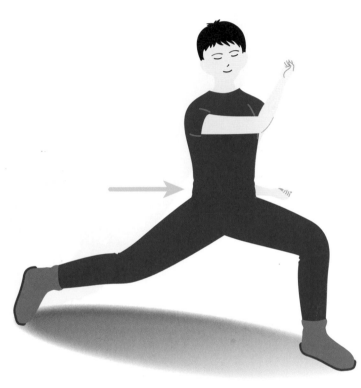

動作
3　吸氣

吸氣，高椿馬步轉成弓箭步，雙手握拳，將身體
向左旋轉，同時將右拳擰出，左拳則抱於腰際。

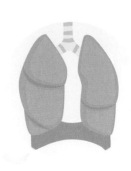

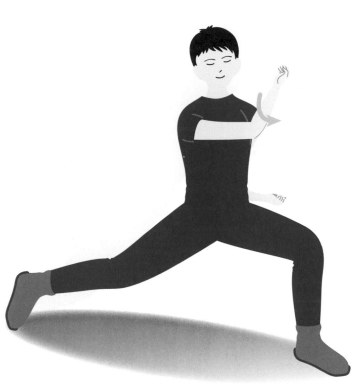

動作
4 吸氣

隨著**吸氣**,右拳儘量往內側擰轉,讓小指與眼睛
相對。

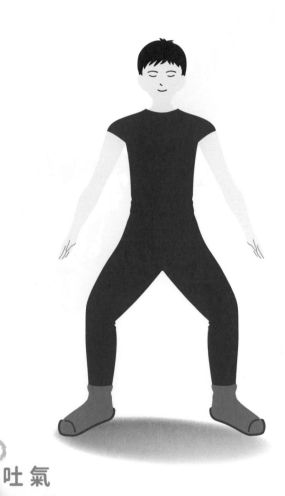

動作
5 吐氣

吐氣，將身體轉回正面高樁馬步姿勢。

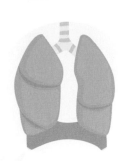

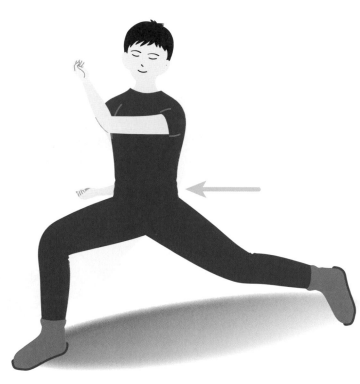

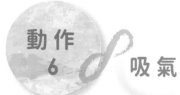 **動作 6** **吸氣**

吸氣，高椿馬步轉成弓箭步，雙手握拳，將身體向右旋轉，同時將左拳撑出，右拳則抱於腰際。

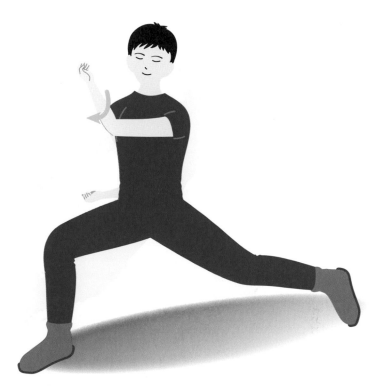

動作
7　吸氣

隨著**吸氣**，左拳儘量往內側擰轉，讓小指與眼睛
相對。（吐氣，回到動作一，反覆循環，完成此
式。）

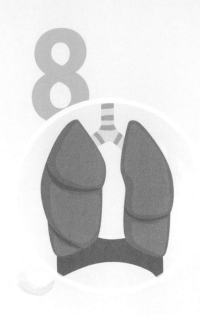

8

背後七顛
百病消

踝泵運動能刺激血液循環、增加肌
肉和骨骼密度,做為八段錦最後一式,
「背後七顛百病消」藉由吐氣時踩地,
讓腔室在不同的壓力下,經由震動按摩
內臟,促進血液循環。

七下為一組,不限制組數,在適當
的力道下多多益善。

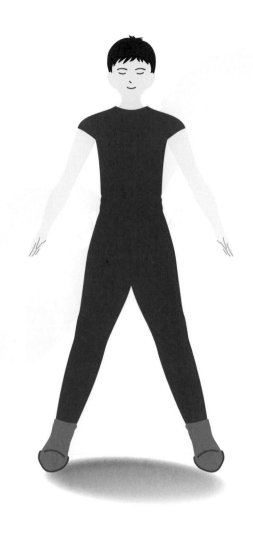

動作 1

起式，雙腳左右站開，雙手張開約 45 度。

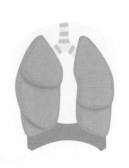

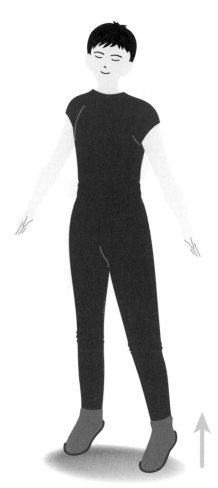

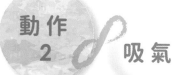

動作
2 吸氣

深吸一口氣，緩緩踮起腳尖，踮起高度取決於腿部的力量大小與平衡能力。

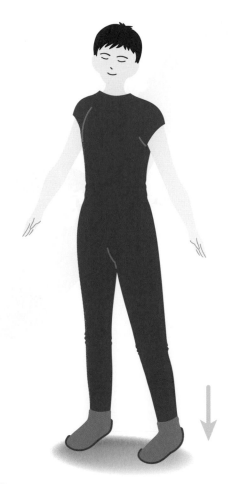

動作 3 ∽ 吐 氣

將一口氣分七次吐出，每吐出一口氣則將腳跟以
適度的力量跺地，吐七口氣則跺地七次。（反覆
循環，完成此式。）

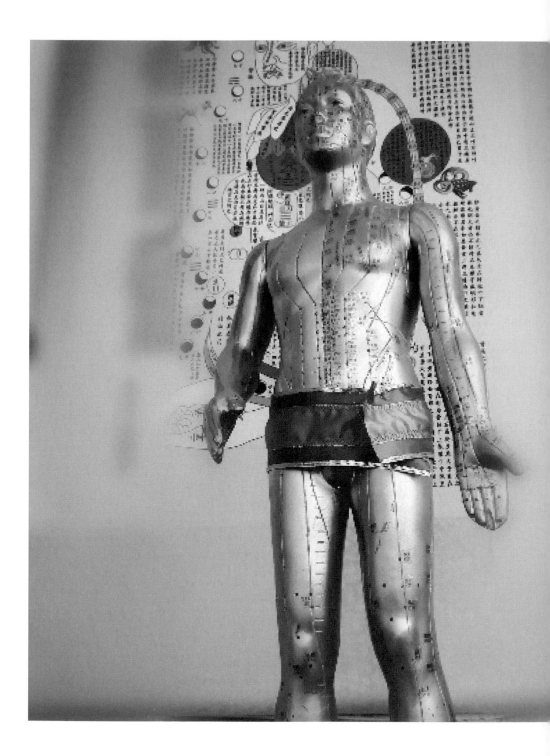

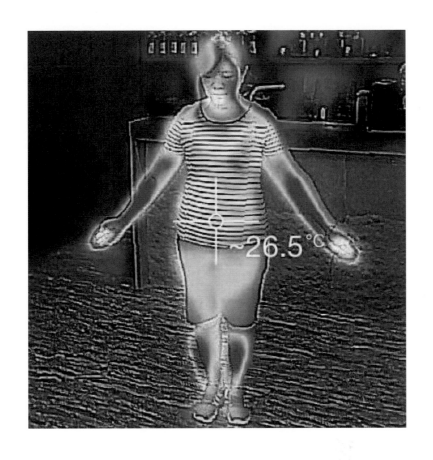
~26.5℃

5 CHAP
TER

呼吸療癒之力
中西觀點看對症

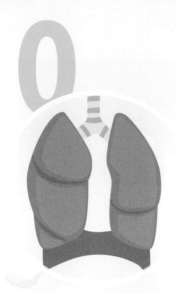

中西觀點
看對症

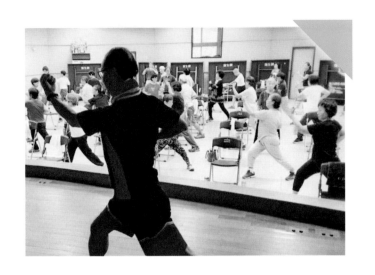

　　十幾年高齡教育的經驗和實證研究，我融合了東西方運動學、自然醫學的觀念，推行「增壓式呼吸搭配八段錦動作的訓練法」。

　　「增壓式呼吸」搭配「八段錦動作」，兩者一起訓練，能鍛鍊內在呼吸、肺活量、外表體格及肌肉張力。持續兩者合一、表裡搭配的運動，對經絡、氣血運行、肌群耐力都會有明顯的強化，最重要的是，能幫助身體更加健康。

　　我歸納整理了訓練法的**中西醫觀點論述**，透過**經絡圖、肌群圖**、再輔以**熱顯像照片**，能清楚理解**每個八段錦動作所對應影響的身體部位**，這些對應的部位若不健康會衍生哪些症狀，以及經過訓練後，能獲得哪些提升和改善。

　　透過這些說明，希望能幫助大家理解自己的身體狀況，比如膝蓋不好，就可以局部加強訓練對膝蓋和雙腿有助益的動作。

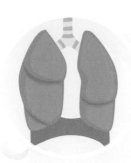

雙手托天理三焦

中醫觀點

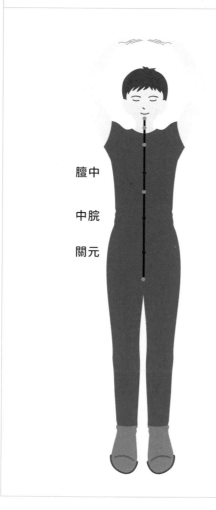

膻中

中脘

關元

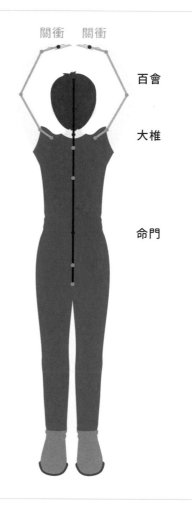

關衝　關衝

百會

大椎

命門

中醫觀點論述

· **任脈（紫線正面）**：是為「陰經之海」。具有整合各陰經的作用，部分任脈經穴具有強壯與鎮定安神作用。
· **督脈（紫線背面）**：是為「陽經之海」，具有整合各陽經的機能，經穴作用主要是調節與鼓舞生命之陽氣。
· **三焦經（灰線）**：疏通水道、運送水液的作用，影響各個臟腑間的調節機能。

經絡問題可能衍生的狀況

· **頸部以上**：舌知覺與運動麻痺、三叉神經的下顎神經痛、下齒痛、耳鳴、偏頭痛、頸部淋巴結腫脹。
· **上肢手臂**：前臂伸肌的知覺、肩關節及周圍軟部組織障礙。
· **軀幹與內臟**：腹痛、虛冷、小便不利、腎炎、水腫、自律神經失調症、體力衰弱、反胃、胃腸炎、心胸痛、腰腿痛、坐骨神經痛、排尿障礙、月經異常、生理不順、生理痛、下痢。

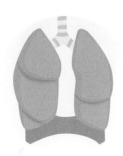

西醫觀點

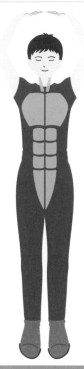

伸展肌群

- **胸鎖乳突肌**：穩固頸部，防止過度伸展與頭部後傾的肌群。
- **胸大肌**：主要功能在「保護胸腔」以及「保持上半身的協調穩定」。
- **腹直肌**：核心肌群之一，負責保護脊椎，維持軀幹的穩定。

提升與改善	無力與僵硬可能衍生的問題
· 吞嚥與呼吸功能的強化。 · 心肺功能的保養與改善。 · 改善排便、排尿等代謝狀況。 · 頸部活動度提升。 · 讓身材更挺拔、更漂亮。	· 頭痛、失眠、耳鳴、鼻塞、慢性咳嗽、視覺障礙。 · 心悸、胸悶、心血管問題。 · 食慾不振、便祕、漏尿、胃食道逆流。

血液與體溫變化圖

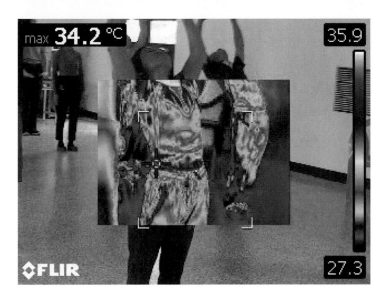

☀ 血液流向與聚集處：**胸腔與腹腔**。

註：

・熱顯像示意圖，體溫由高至低依序為：白→紅→橘→黃→青→藍
　→紫。體溫越高代表血液匯聚越多。

・穿著衣物處顯示溫度較低，是因汗水散熱和衣物遮擋的緣故，並
　非血液無流動。

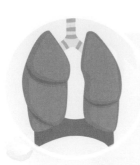

左右開弓
似射鵰

中醫觀點

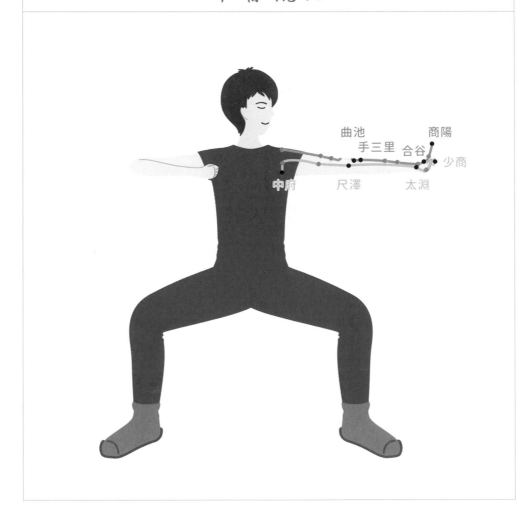

曲池　　　　商陽
手三里　合谷
中府　　　尺澤　　　太淵　少商

中醫觀點論述

· **手太陰肺經（金線）**：於體內，為肺與大腸相連。於體表，循胸、至上肢達拇指橈側，影響呼吸系統與上肢正面橈側的知覺與反應。

· **手陽明大腸經（藍線）**：走食指、上臂後方橈側至顏面鼻子旁，影響顏面、鼻、齒、咽喉、皮膚與橈神經知覺等症狀。

經絡問題可能衍生的狀況

· **頸部以上**：咳嗽、氣喘、感冒、咽喉炎、頸肩疼痛、急慢性鼻炎、扁桃腺炎、頸部淋巴結腫脹、顏面知覺運動各種患疾、下齒痛、耳下腺炎。

· **上肢手臂**：上臂內側的知覺運動障礙、肘關節障礙、網球肘、腕關節障礙、拇指球肌的知覺運動障礙、食指麻痺、手指手背腫痛麻痺、五十肩、肘關節與周圍軟部組織障礙。

· **胸腹與內臟**：胸背痛、急性胃腸炎、急性下痢、高血壓、腹痛、消化不良、生理痛。

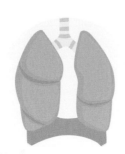

西醫觀點

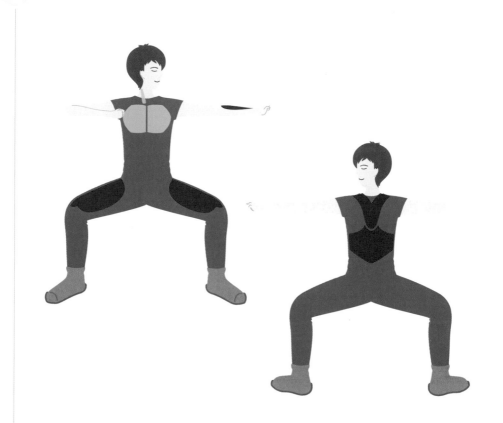

伸展肌群	收縮肌群
· **胸鎖乳突肌**：穩固頸部，防止過度伸展與頭部後傾的肌群。 · **胸大肌**：主要功能在「保護胸腔」以及「保持上半身的協調穩定」。	· **斜方肌**：控制頭部方向，與肩部穩定。 · **闊背肌**：保護脊椎與肋骨，也輔助吸氣的功用。 · **股四頭肌**：穩定並提供腿部的力量，並減少膝蓋的負擔。

提升與改善	無力與僵硬可能衍生的問題
·吞嚥與呼吸功能的強化。 ·心肺功能的保養與改善。 ·腦部思緒清晰、精神更集中。 ·矯正姿勢、讓身材更挺拔。 ·降低腰背拉傷機率。 ·降低膝關節炎的發生機率。 ·提高行動能力。	·頭痛、失眠、耳鳴、鼻塞、慢性咳嗽、視覺障礙。 ·心悸、胸悶、心血管問題。 ·肩膀發炎、落枕、頸動脈硬化等肩頸問題。 ·脊椎側彎、駝背、椎間盤突出、骨刺等問題。 ·膝關節發炎、髖關節發炎、基礎代謝下降。

血液與體溫變化圖

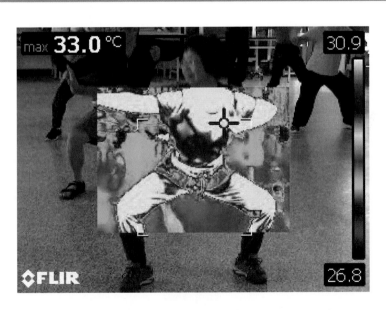

☀ 血液流向與聚集處：**胸腔、雙臂、丹田、雙腿。**

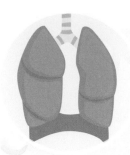

調理脾胃
需單舉

中醫觀點

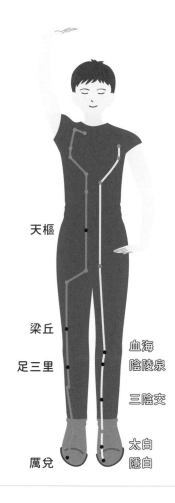

天樞

梁丘

足三里

血海
陰陵泉

三陰交

厲兌

太白
隱白

中醫觀點論述

· **足陽明胃經（綠線）**：自顏面走於軀幹正面，至下肢外側，再到達足第二趾外側。該經絡影響顏面、腸胃、與下肢運動。

· **足太陰脾經（黃線）**：自足大趾內側沿小腿內側往上，進入腹部後，穿過橫膈肌。該經絡影響腸胃對營養的吸收與新陳代謝。

經絡問題可能衍生的狀況

· **頸部以上**：顏面神經問題、三叉神經痛、眼睛疲勞、鼻炎、偏頭痛、暈眩、高血壓、咬肌痙攣、耳下腺炎、耳鳴、低血壓、咽喉腫脹、吞嚥障礙、甲狀腺疾病、頸部痛、支氣管炎。

· **胸腹與內臟**：肋間神經痛、胸膜炎、食慾不振、腹痛等消化器官症狀、生理痛、生殖系統障礙、慢性出血症狀、下痢、消化吸收不良、貧血、腰痛、鼠蹊淋巴結腫脹。

· **下肢雙腿**：膝與小腿知覺及運動障礙、膝關節障礙、大腿知覺及運動障礙、足趾痛及腫脹。

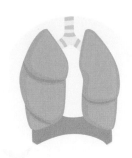

西醫觀點

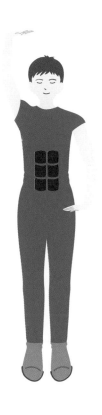

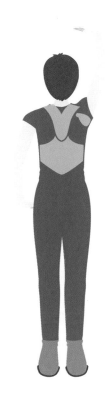

伸展肌群	收縮肌群
· **斜方肌**：控制頭部方向，與肩部穩定。 · **闊背肌**：保護脊椎與肋骨，也輔助吸氣的功用。 · **大圓肌**：影響手臂向前伸展的柔韌性。	· **腹直肌**：核心肌群之一，負責保護脊椎，維持軀幹的穩定。

提升與改善	無力與僵硬可能衍生的問題
・腦部思緒清晰、精神更集中。 ・提升頸部的活動性。 ・矯正姿勢、讓身材更挺拔。 ・降低腰背拉傷機率。 ・手臂活動範圍增加。 ・改善排便、排尿、內分泌等代謝狀況。	・肩膀發炎、落枕、頸動脈硬化等肩頸問題。 ・脊椎側彎、駝背、椎間盤突出、骨刺等問題。 ・肩周圍炎、手臂無法向前伸展。 ・食慾不振、便祕、漏尿、胃食道逆流。

血液與體溫變化圖

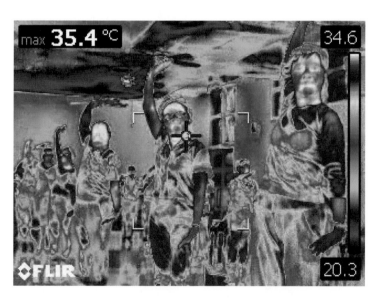

☀ 血液流向與聚集處：**頸部、雙臂、腰腹。**

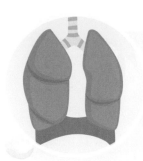

五勞七傷
背後瞧

中醫觀點

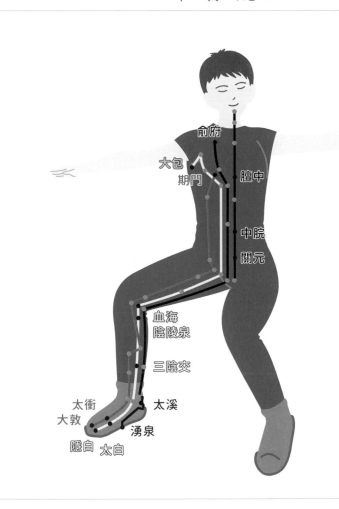

俞府

太包
期門
膻中

中脘
關元

血海
陰陵泉

三陰交

太衝　　　太溪
大敦

隱白　太白　湧泉

中醫觀點論述

· **任脈（紫線正面）**：是為「陰經之海」。具有整合各陰經的作用，部分任脈經穴具有強壯與鎮定安神作用。

· **足太陰脾經（黃線）**：自足大趾內側沿小腿內側往上，進入腹部後，穿過橫膈肌。該經絡影響腸胃對營養的吸收與新陳代謝。

· **足少陰腎經（黑線）**：自體內腎臟，與膀胱相連，體表走足底、下肢內側、正面軀幹至鎖骨下緣，影響足底與下肢內側知覺，並與泌尿、內分泌狀況有所關聯。

· **足厥陰肝經（棕線）**：自體內肝臟，與膽相連，體表走足背內側、下肢內側、側腹、至肋骨處。對氣血運行、下肢反應與生殖系統有影響。

經絡問題可能衍生的狀況

· **頸部以上**：食道炎、咳嗽、氣喘、扁桃腺炎、三叉神經的下顎神經痛、倦怠無力、頭痛、失眠、高血壓、暈眩。

· **胸腹與內臟**：生理不順、生理痛、腹痛、體力衰弱、胃腸炎、胃下垂、橫膈膜痙攣、支氣管炎、肋間神經痛、心胸痛、生殖系統障礙、腰痛、水腫、腓腹肌痙攣。

· **下肢雙腿**：膝與小腿知覺及運動障礙、膝關節障礙、大腿知覺及運動障礙、足趾痛、跟骨痛。

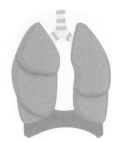

西醫觀點

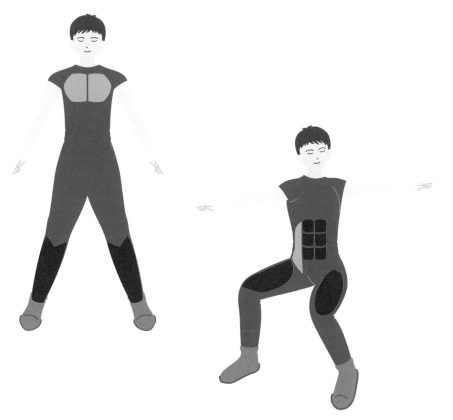

伸展肌群	收縮肌群
‧ **胸大肌**：主要功能在「保護胸腔」以及「保持上半身的協調穩定」。 ‧ **腹外斜肌**：幫助身體進行旋轉運動，維繫腹部器官位置。	‧ **腹直肌**：核心肌群之一，負責保護脊椎，維持軀幹的穩定。 ‧ **股四頭肌**：穩定並提供腿部的力量，並減少膝蓋的負擔。 ‧ **小腿三頭肌**：控制行進、彈跳、奔跑等各種狀態時的平衡性。

提升與改善	無力與僵硬可能衍生的問題
· 心肺功能的保養與改善。 · 提升免疫系統的能力。 · 提升器官的活動性，增強代謝。 · 改善排便、排尿、內分泌等代謝狀況。 · 降低膝關節炎的發生機率。 · 提高行動能力。 · 提升平衡能力，使腳踝不容易扭傷。	· 心悸、胸悶、心血管問題。 · 脂肪堆積，慢性疾病產生。 · 脊椎側彎、駝背、椎間盤突出、骨刺等問題。 · 膝關節發炎、髖關節發炎、基礎代謝下降。 · 運動效果與能力下降。 · 引發心血管疾病。 · 靜脈曲張、足底筋膜炎。

血液與體溫變化圖

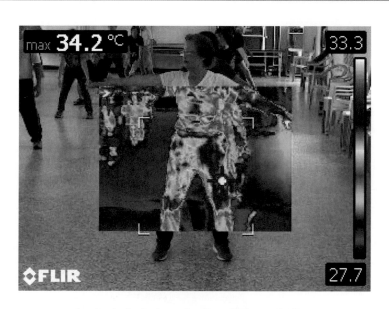

☀ 血液流向與聚集處：**腰部、腿部。**

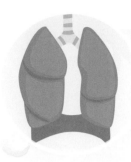

搖頭擺尾
去心火

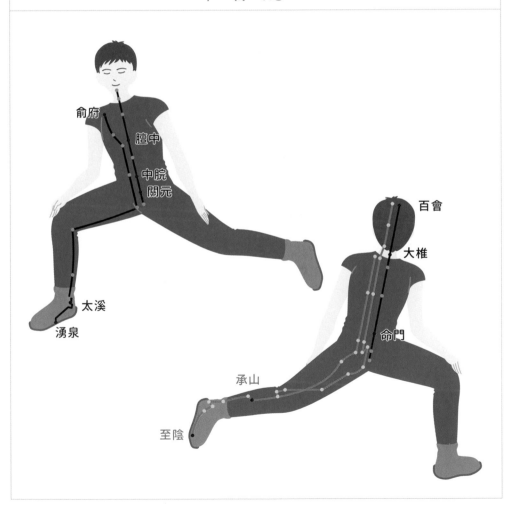

中醫觀點

俞府

膻中

中脘
關元

太溪

湧泉

百會

大椎

命門

承山

至陰

中醫觀點論述

- **任脈（紫線正面）**：是為「陰經之海」。具有整合各陰經的作用，部分任脈經穴具有強壯與鎮定安神作用。
- **督脈（紫線背面）**：是為「陽經之海」，具有整合各陽經的機能，經穴作用主要是調節與鼓舞生命之陽氣。
- **足少陰腎經（黑線）**：自體內腎臟，與膀胱相連，體表走足底、下肢內側、正面軀幹至鎖骨下緣，影響足底與下肢內側知覺，並與泌尿、內分泌狀況有所關聯。
- **足太陽膀胱經（粉紅線）**：人體中最長的一條經絡，掌控尿液與汗液兩條通道，將臟腑內的毒通過膀胱經後背俞穴排出，其路線自頭部後方到腰背部督脈兩側，至下肢後方中側與外側。

經絡問題可能衍生的狀況

- **頸部以上**：食道炎、咳嗽、氣喘、扁桃腺炎、三叉神經的下顎神經痛、頭痛、失眠、高血壓、暈眩、中風、憂鬱症、耳鳴、呼吸系統疾病。
- **胸腹與內臟**：腹痛、體力衰弱、胃腸炎、胃下垂、橫膈膜痙攣、支氣管炎、肋間神經痛、生理不順、生理痛、心胸痛、生殖系統障礙、腰痛、水腫、腰薦骨神經痛、坐骨神經痛、消化系統疾病、腰膝無力。
- **下肢雙腿**：膝與小腿知覺及運動障礙、膝關節障礙、跟骨痛。

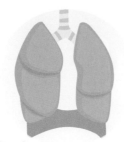

西醫觀點

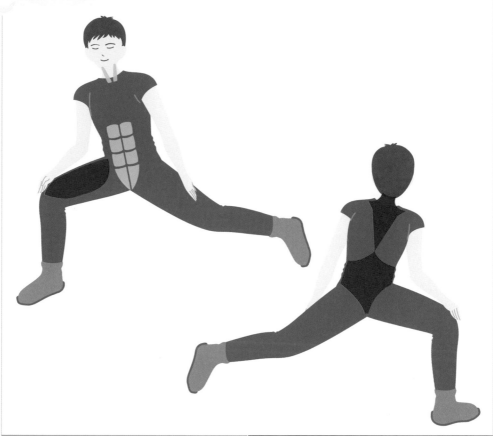

伸展肌群	收縮肌群
· **胸鎖乳突肌**：穩固頸部，防止過度伸展與頭部後傾的肌群。 · **腹直肌**：核心肌群之一，負責保護脊椎，維持軀幹的穩定。	· **斜方肌**：控制頭部方向，與肩部穩定。 · **闊背肌**：保護脊椎與肋骨，也輔助吸氣的功用。 · **股四頭肌**：穩定並提供腿部的力量，並減少膝蓋的負擔。

提升與改善	無力與僵硬可能衍生的問題
· 吞嚥與呼吸功能的強化。 · 提升器官的活動性,增強代謝。 · 改善排便、排尿、內分泌等代謝狀況。 · 腦部思緒清晰、精神更集中。 · 提升頸部的活動性。 · 矯正姿勢、讓身材更挺拔。 · 降低腰背拉傷機率。 · 增加腿部肌肉的延展性。 · 降低膝關節炎的發生機率。	· 頭痛、失眠、耳鳴、鼻塞、慢性咳嗽、視覺障礙。 · 食慾不振、便祕、漏尿、胃食道逆流。 · 脊椎側彎、駝背、椎間盤突出、骨刺等問題。 · 肩膀發炎、落枕、頸動脈硬化等肩頸問題。 · 膝關節發炎、髖關節發炎、基礎代謝下降。

血液與體溫變化圖

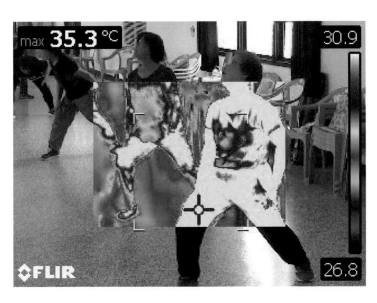

☀ 血液流向與聚集處:**頸部、胸腔、後背、腿部。**

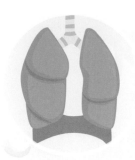

兩手攀足固腎腰

中醫觀點

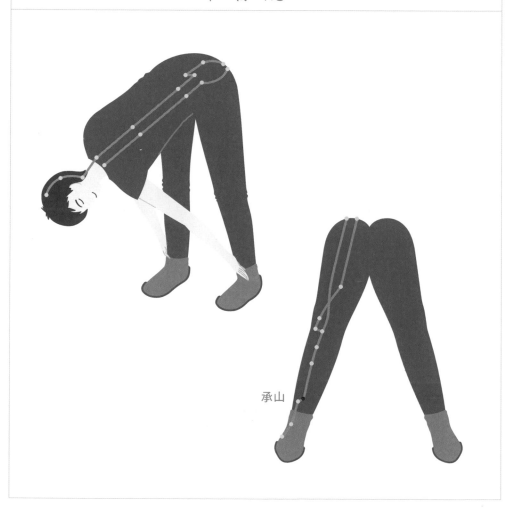

承山

中醫觀點論述

· **足太陽膀胱經（粉紅線）**：人體中最長的一條經絡，掌控尿液與汗液兩條通道，將臟腑內的毒通過膀胱經後背俞穴排出，其路線自頭部後方到腰背部督脈兩側，至下肢後方中側與外側。

經絡問題可能衍生的狀況

· **頸部以上**：眼部相關疾病、顏面神經麻痺、三叉神經痛、鼻炎、頭痛、暈眩、感冒、鼻之疾病、咬肌痙攣、頸部僵硬、耳鳴、眼疾。

· **軀幹與內臟**：肩膀痠痛、心胸痛、肋間神經痛、腹痛、橫膈肌痙攣、背肌痛、肝疾、婦女病、食慾不振、倦怠感、胃腸疾病、水腫、腰膝軟弱、腰痛、泌尿系統疾病、生殖系統疾病、呼吸系統疾病、過敏、盜汗、神經衰弱、坐骨神經痛、便祕。

· **下肢雙腿**：下肢知覺與運動障礙。

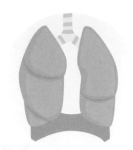

西醫觀點

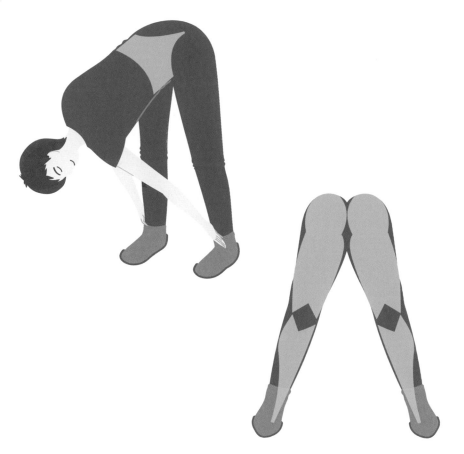

伸展肌群

- **闊背肌**：保護脊椎與肋骨，也輔助吸氣的功用。
- **臀大肌**：穩固腰部與膝關節，同時影響站立與行進的功能。
- **股四頭肌**：穩定並提供腿部的力量，並減少膝蓋的負擔。
- **小腿三頭肌**：控制行進、彈跳、奔跑等各種狀態時的平衡性。

提升與改善	無力與僵硬可能衍生的問題
· 矯正姿勢、讓身材更挺拔。 · 降低腰背拉傷機率。 · 減少膝蓋所負荷的壓力與疼痛。 · 增加腿部肌肉的延展性。 · 降低膝關節炎的發生機率。 · 提高行動能力。 · 提升平衡能力，使腳踝不容易扭傷。	· 脊椎側彎、駝背、椎間盤突出、骨刺等問題。 · 坐骨神經痛、容易抽筋。 · 膝關節發炎、髖關節發炎、基礎代謝下降。 · 運動效果與能力下降。 · 引發心血管疾病。 · 靜脈曲張、足底筋膜炎。

血液與體溫變化圖

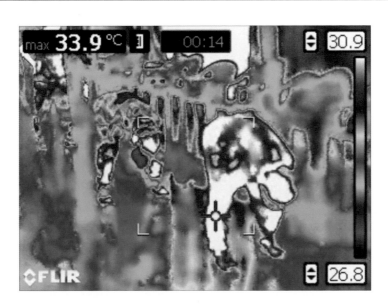

☀ 血液流向與聚集處：**後背、臀部、下肢。**

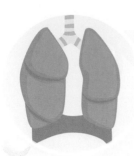

攢拳怒目
增氣力

中醫觀點

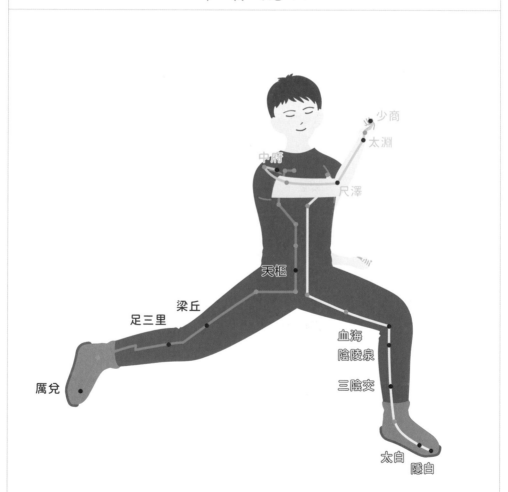

少商
太淵
中府
尺澤
天樞
梁丘
足三里
血海
陰陵泉
三陰交
厲兌
太白
隱白

中醫觀點論述

- **手太陰肺經（金線）**：於體內，為肺與大腸相連。於體表，循胸、至上肢達拇指橈側，影響呼吸系統與上肢正面橈側的知覺與反應。
- **足陽明胃經（綠線）**：於體內，胃腑與脾相連。於體表，自顏面走胸腹，至下肢外側前緣，達足部第二趾外側，影響顏面、咽喉、腸胃與下肢外側知覺與運動障礙。
- **足太陰脾經（黃線）**：自足大趾內側沿小腿內側往上，進入腹部後，穿過橫膈肌。該經絡影響腸胃對營養的吸收與新陳代謝。

經絡問題可能衍生的狀況

- **頸部以上**：咳嗽、氣喘、咽喉炎、扁桃腺炎、眼部相關疾病、顏面神經麻痺、三叉神經痛、鼻炎、偏頭痛、暈眩、高血壓、咬肌痙攣、耳鳴、甲狀腺疾病、頸部淋巴結腫脹、吞嚥障礙。
- **軀幹與內臟**：胸膜炎、食慾不振、腹脹、腹痛等消化器官症狀、婦科症狀、生殖系統障礙、神經衰弱、頸肩神經障礙、胸背痛、腰痛、鼠蹊淋巴結腫脹、倦怠無力。
- **上肢手臂**：上臂內側的知覺運動障礙、肘關節障礙、腕關節障礙、拇指球肌的知覺運動障礙。
- **下肢雙腿**：足趾痛及腫脹、膝與小腿知覺及運動障礙、膝關節障礙、大腿知覺及運動障礙。

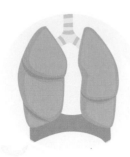

西醫觀點

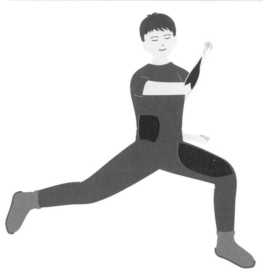

收縮肌群

· **前臂肌肉群**：控制握力、手指活動、腕部活動。
· **腹外斜肌**：幫助身體進行旋轉運動，維繫腹部器官位置。
· **股四頭肌**：穩定並提供腿部的力量，並減少膝蓋的負擔。

提升與改善	無力與僵硬可能衍生的問題
· 握力增強，末梢血液循環提升。 · 提升免疫系統的能力。 · 提升器官的活動性，增強代謝。 · 降低膝關節炎的發生機率。 · 肌耐力強化，讓身體更強壯。	· 板機指、腕關節損傷。 · 網球肘、滑鼠肘等肘部與腕部問題。 · 脂肪堆積，慢性疾病產生。 · 運動效果與能力下降。 · 引發心血管疾病。 · 膝關節發炎、髖關節發炎、基礎代謝下降。

血液與體溫變化圖

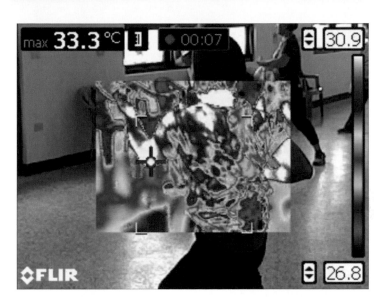

☀ 血液流向與聚集處：**頸部、手臂、腰部、腿部。**

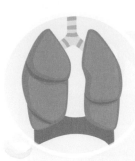

背後七顛
百病消

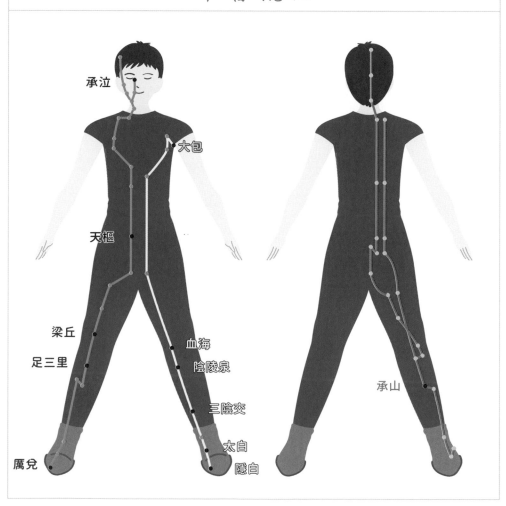

中醫觀點

承泣

大包

天樞

梁丘

足三里

血海

陰陵泉

三陰交

太白

隱白

厲兌

承山

中醫觀點論述

- **足陽明胃經（綠線）**：於體內，胃腑與脾相連。於體表，自顏面走胸腹，至下肢外側前緣，達足部第二趾外側，影響顏面、咽喉、腸胃與下肢外側知覺與運動障礙。
- **足太陰脾經（黃線）**：自足大趾內側沿小腿內側往上，進入腹部後，穿過橫膈肌。該經絡影響腸胃對營養的吸收與新陳代謝。
- **足太陽膀胱經（粉紅線）**：人體中最長的一條經絡，掌控尿液與汗液兩條通道，將臟腑內的毒通過膀胱經後背俞穴排出，其路線自頭部後方到腰背部督脈兩側，至下肢後方中側與外側。

經絡問題可能衍生的狀況

- **頸部以上**：頸部淋巴結腫脹、吞嚥障礙、眼部相關疾病、顏面神經麻痺、三叉神經痛、鼻炎、頭痛、暈眩、感冒、鼻之疾病、咬肌痙攣、頸部僵硬、耳鳴、眼疾。
- **軀幹與內臟**：胸膜炎、食慾不振、腹脹、腹痛等消化器官症狀、婦科症狀、生殖系統障礙、神經衰弱、腰痛、鼠蹊淋巴結腫脹、倦怠無力、肩膀痠痛、過敏、呼吸系統疾病、盜汗、心胸痛、神經衰弱、肋間神經痛、腹痛、橫膈肌痙攣、背肌痛、肝疾、婦女病、食慾不振、倦怠感、胃腸疾病、水腫、腰膝軟弱、腰痛、泌尿系統疾病、生殖系統疾病、坐骨神經痛、便祕。
- **下肢雙腿**：足趾痛及腫脹、膝與小腿知覺及運動障礙、膝關節障礙、大腿知覺及運動障礙、下肢知覺與運動障礙。

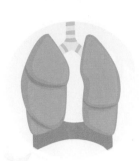

西醫觀點

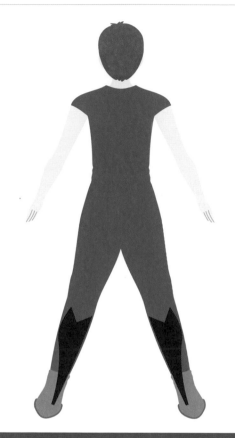

收縮肌群

· **小腿三頭肌**：控制行進、彈跳、奔跑等各種狀態時的平衡性。

提升與改善	無力與僵硬可能衍生的問題
· 提高行動能力。 · 提升平衡能力，使腳踝不容易扭傷。	· 運動效果與能力下降。 · 引發心血管疾病。 · 靜脈曲張、足底筋膜炎。

血液與體溫變化圖

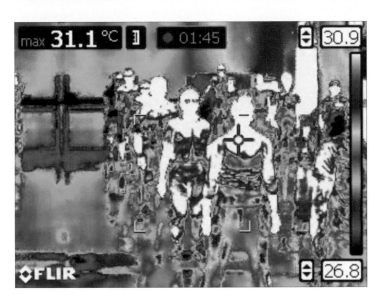

☀ 血液流向與聚集處：**全身流動明顯增加。**

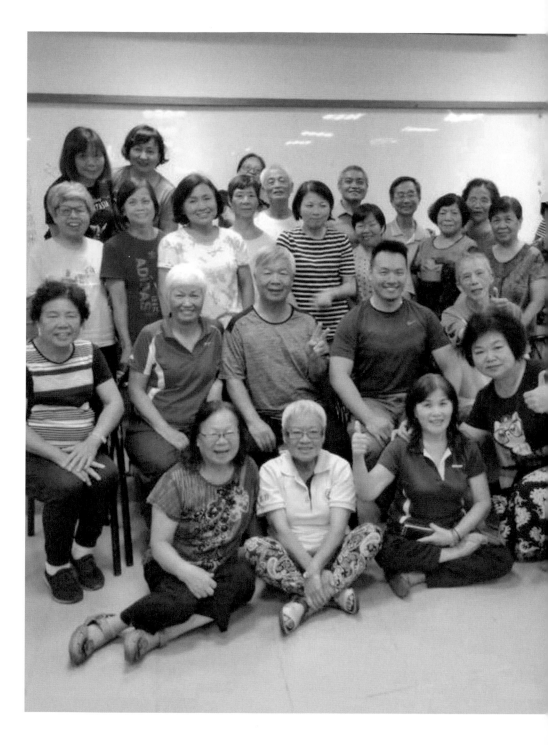

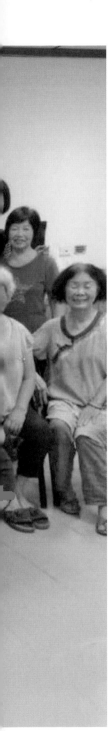

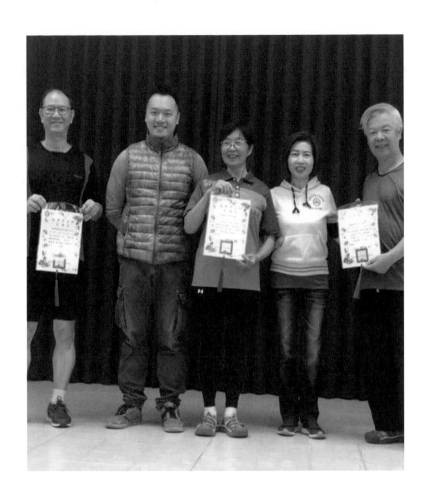

EPILOGUE

後　　記

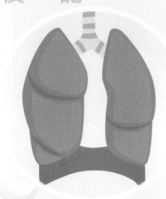

後　記

打造健康長壽的高齡社會

每個人的心力都不可或缺

　　帶高齡的課程十幾年中，學員來來去去，也有學員已從人間大學「畢業」……陪他們走過人生最後一段旅程，發現能夠好走的人還是少數，有些人會遇到近幾年常被提及的無效醫療，有些人則經歷痛苦的過程而離去。

　　隨著醫療進步，人們越來越長壽，但社會大環境不斷變化，比如：空氣汙染有毒物質增加，子女因工作或家庭因

素不能陪在身邊，高齡者的生理及心理壓力亦逐漸增高。因此，我相信高齡者的需求不再只是唱唱歌、跳跳舞、做做韻律操、上上健身房這麼簡單，這些只能歸類為陶冶身心，我們需要給長輩們更高層次的養生規劃。

　　我常跟學員說，到了現在的年紀能注重養生的人，都有一定的經濟生活水平，大家都希望讓自己更健康，就算高齡依然能夠自理生活，不給兒女們添麻煩，自己的身體機能維持良好狀態，臨終就能好走。為此要考量學習的事情，除了營養學、養生保健的專業知識外，還有運動防護的概念。

　　國內急需這種統合性的人才，在長輩們維持健康、抗老化運動的過程中，能幫助他們規劃適合自己的運動與健康保養方式。這種方式可同時帶動大班課程進行，也可以指導個人如何自我強化，進一步搭配專業講師操作科學儀器，與雲端結合，統整學員的身體綜合數值。亦可與醫療單位健檢配合，提早預防、提早治療，或許能因提早有所準備，消弭很多退化可能產生的疾病與風險。

　　高齡專業運動發展這個領域，目前無論是專業人才或是儀器設備，資源都非常匱乏，期許未來有更多開展機會，政府、企業資源挹注，器材廠商共同合作開發整合性產品，能協助高齡者在預防老化的運動過程中，真正達到維持健康體能、隨時檢測身體素質、防止慢性疾病發生的願景。讓有心運動養生的高齡長輩們都能擁有安心快樂的生命週期，不再遭遇這麼多痛苦。

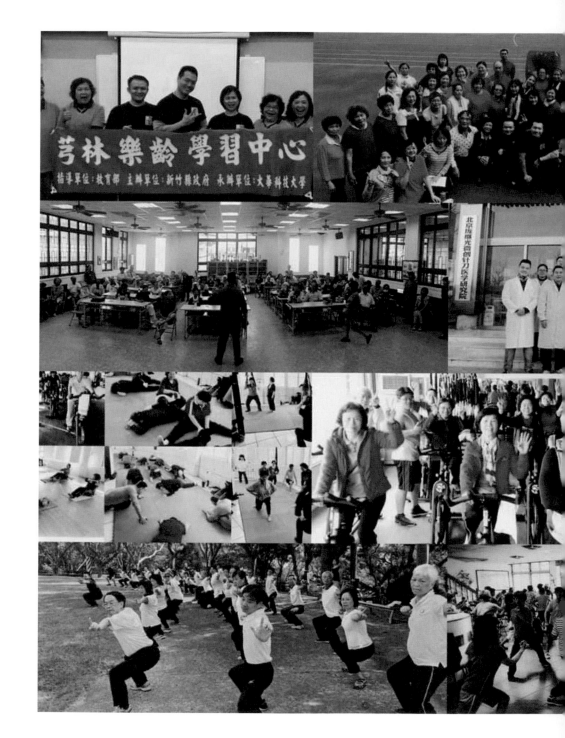

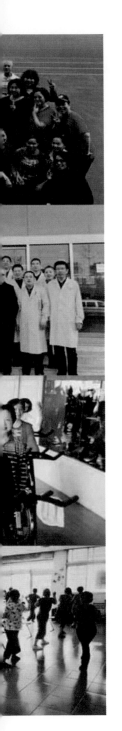

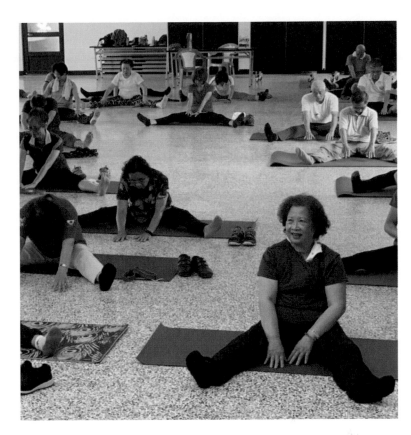

APPENDIX

附　　　　　　　錄

學　員　感　言

鄧秀枝女士（83歲）

83歲
身體更健康
擁有更多想做的事

鄧秀枝女士參與養生氣功課程至今已有四年，83歲高齡的她每天都與女兒一起運動保持健康，誰也看不出不久之前她曾幾次徘徊生死邊緣。

我們訪談鄧秀枝女士的女兒，了解到鄧女士患有輕微的阿茲海默症，在伴侶過世之後變得較為孤僻，不愛與人接觸。其間鄧女士出過兩次車禍，更有一次在農作時，因未補充足夠水分而昏倒，這樣的狀況使得鄧女士無論在人際關係上、或是身體健康上都產生了嚴重的退化，為此鄧女士的女兒開始積極帶著母親四處參與各種健康活動，希望能改善母親的健康狀況。

鄧女士剛開始參與養生氣功課程時，如一般沒有養生與運動習慣的80歲長者一樣，身體跟不上大部分的課程動作，精神容易渙散，甚至於一坐下就會打瞌睡，雖然相較於台灣大部分80歲以上的長者，願意走出門動一動就算不錯了，然而，對於鄧女士的女兒來說，母親的健康最重要，因此，鄧女士的女兒不但與母親一同上課，更在一旁指導母親的動作，讓鄧女士能

從課程中吸收更多提升健康的知識與方式。

　　鄧女士的健康在參與課程後的第二年有了明顯改善，曾經因為 O 型腿與肌力不足而產生的駝背現象不見了，老師與同學們發現她的身型更加挺直，這給她很大的自信，她開始在家中自主練習，也會和健康狀況不好的鄰居朋友們提出運動養生的建議，隨著學習時間拉長，現在的她每天固定做 36 次的深蹲，先前患有輕微阿茲海默症，無法明確表達自己的意見，現在可以清楚地介紹自己，以前需要倒退才能下樓梯的她，如今已能用一次踩兩階的方式上樓梯，對此她還很驕傲地向女兒誇耀她如今練成的功力呢！

　　鄧女士的女兒表示，母親現在想學習騎腳踏車、想去打槌球，有更多想做的事情，對自己的人生懷抱樂觀上進的態度，不但如此，鄧女士的求勝心也很強烈，曾經做不到的事情她會自己偷偷練習，再向家人展現自己的成果，對於一個長者來說，有什麼比不放棄自己的健康來得更可貴的呢？

記錄於西元 2018 年

羅瑞玫女士（60歲）
一試就改善
健康和熱忱雙豐收

　　羅瑞玫女士於環保局退休後，由於沒有良好的運動習慣，體重曾一度莫名地增加，想控制卻沒有很好的效果，而後出現心律不整的問題，她開始意識到自己健康狀況不佳，看診與吃藥一段時間不見改善，連醫生也建議她尋求不同的治療方法，以避免藥量不斷加重。之後，羅女士尋求中醫治療，每週一次的療程只見消費金額增加，卻未見問題減少。

　　羅女士透過友人介紹開始參與養生氣功課程，一開始雖抱持試試看的想法來上課，但還是很認真進行課程中的訓練，兩個月後，她發現心悸的問題得到改善，便嘗試著將藥量減少，半年之後，已完全停止服藥，現今已經沒有心律不整的問題了，就連血壓與體重也控制得很好，睡眠品質也得到改善，現在，養生氣功的吐納成為每日必修課程，她從養生氣功課程的插班生變成班長，由此可見她對養生氣功課程訓練的熱忱。

記錄於西元 2018 年

黃秀月女士（71歲）
寶寶很珍惜！
健康是
CP值最高的投資

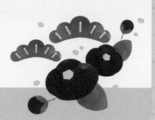

　　去年七月，由瑜珈課同學秀枝的引薦，進入氣功五班跟疼痛管理班，因而結識梁老師，當時只覺得老師這麼年輕，真的會教嗎？

　　氣功的呼吸法跟瑜珈的呼吸法不太一樣，一度想蒙混過關，但是我上課喜歡坐前面，覺得這樣對不起老師，所以就給他認真起來了。透過練習，我呼吸的時間加長了，以前2～3秒就不行了，現在可以到10秒。

　　以腎為基、以肺為脈、以頸為鑰，每天都要練習呼吸30分鐘，形於內的有我們的五臟六腑，萬般皆下垂，唯有血壓高，透過呼吸讓我們身體的五臟六腑跟四肢都維持充飽的狀態，氣色好、循環好、減緩老化速度。老師苦口婆心、諄諄教誨，從不放棄我們每一個人，他說他是苗栗人，當然回饋苗栗鄉親，我非常珍惜老師指導我們的時間。

　　我們這些老人家，反而聽到年輕老師口中講出不符合年齡的人生大道理：他的授課內容中，教我們養生、五色食物的相

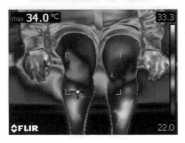
2018 11月1日 第一堂課

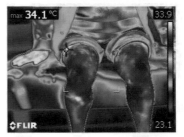
2018 11月15日 第三堂課

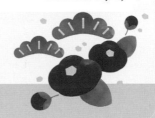
學員黃秀月 (70)

生相剋，養生就是把自己的身體照顧好，養生不是口號，而是一種生活態度，這是老師常常告訴我們的，去年加入到今年，大約17個月，老師授課內容不斷更新，一陣子過後，就覺得老師又精進了。

　　剛好在11月成立了一個膝關節恢復小班制的課程，其實我的膝關節並無任何不適，但想防範於未然，第一堂課照熱顯像儀，平常自認為運動量是夠的，結果一照，天啊！我膝關節的溫度竟然很低，以後關節炎的機率很高，嚇死寶寶了，當天老師給每一位學員一瓶敷劑要學員認真擦，第二堂課再照熱顯像，膝關節照出來溫度提高了，每堂課我們都努力透過膝關節恢復的課程，雙管齊下，將膝蓋骨縫間隙拉開，再配合老師調給我們的敷劑，膝蓋無比的輕鬆。

　　投資自己的健康，是 CP 值最高的投資，別人都帶不走的，健康是 1，沒有 1 後面再多 0 都是枉然。老師就像一本活字典，我們遇到身體任何疑難雜症，去請教他，他都樂於幫我們解答，很多同學有舊傷，晚上痛到睡不著，都找老師。我非常慶幸可以上梁老師的課！天下無不散的筵席，我分外珍惜可以上梁老師的課，梁老師你是我的貴人，謝謝你！

記錄於西元 2018 年

蔡國襄先生（66歲）
感謝梁老師
和三位醫師
幫我遠離三高

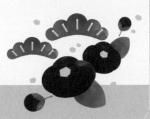

　　退休後，我參加苗栗市老人文康中心的幾項活動，並擔任氣功四班副班長，日前梁老師送我一份禮物，感謝我協助班務，其實，該說感謝的人是我。

　　梁老師很年輕，年齡和我孩子差不多，他是我生命中的貴人，沒有梁老師，也許至今我還不知三高已悄悄找上門。

　　我今年六十六歲，一生沒啥病痛，雖然常聽到三高（高血壓、高血糖、高血脂）非常可怕，會引發心臟血管、腎臟、糖尿、中風等很多疾病，但我一直認為自己不會有這些問題，體檢數字雖曾不太漂亮，但稍一注意，很快正常，飲食也就不太節制，隨心所欲，總認為這才是快樂的人生。

　　去年十二月上疼痛管理課，梁老師發現班上有位同學耳垂有明顯冠心紋，提醒他要注意心臟血管問題，他靦腆回答，以前從事餐飲業，必須和客人搏感情，幾乎酒肉不斷，直到心肌

梗塞，裝了支架，才知要注意健康。於是同學們很好奇，互相檢查耳垂，發現我也有冠心紋，梁老師建議我最好到大醫院檢查。

　　生老病死本是人生必然，但我只是平凡人，也貪生怕死，立馬聽老師的話，先到苗栗地區醫院檢查，發現膽固醇、血糖、三酸甘油脂等數值高很多，醫師開了四個月慢性處方箋，要我按時吃藥，並警告我不吃藥會有大麻煩，連吃了十天降血脂藥，上網 google 一下，這些藥的副作用令人擔心，我決定到大醫院再檢查，希望醫師給我不同答案。

　　非常感謝台北振興醫院黃建龍醫師，建議我給自己半年時間，以運動飲食進行改善，三個月做一次定期檢查。我也曾到台中榮總求助前新陳代謝科謝雅媚主治醫師，謝醫師看法也完全相同。

　　從返家起，依照醫師指示，少吃膽固醇太高食物（肥肉、雞皮、甜食、餅乾等），原本日走五千步，增加到日行萬步——建議不要一次走完萬步，也不能空腹走路，要多喝開水，最好早上下午晚上分段完成，才不會太累，可用手機記錄，要求自己達成目標。另外，每天可打一套八段錦，練習氣功，滑

步跳完一首歌等。

　　經過三個月努力，我的膽固醇由 265 降到 210，其他幾項雖然還是紅字，但數字已降低。半年後再檢查，膽固醇、血糖、三酸甘油脂、血壓全部下降到正常值，醫師建議我繼續保持，不必再回醫院檢查，睡眠問題也改善許多。此時感覺，人生真是太美好了，好東西要和有緣人分享，這是我寫這篇文章的目的。

　　這半年來，我深刻體會，人的健康得靠「平衡」，身體的熱量，要有進有出，如我年紀大了，沒有做粗重工作，很少大量流汗，平日吃得太油膩、飯量又大、沒事又吃些零嘴，網路上說：「三高是吃出來的、是喝出來的、是氣出來的、是懶出來的、是睡出來的。」雖然說得太苛薄，但我檢討自己，確是事實。半年來我體認到，適度運動、健康飲食、保持好心情，才是身體健康的良方，能不吃藥就不要吃藥，除了日走萬步外，我還加上梁老師教的八段錦氣功。

　　我住在鄉下，到處是森林小徑，尋幽探勝、欣賞綠色隧道非常方便；若住在市區，走路不方便，我在竹師時的優秀學弟謝興霖醫師，在臉書推廣滑步舞，也是很棒的活動，簡單易學，

沒有場地限制，只要跳完一首歌就會滿身大汗，有興趣的朋友可搜尋謝醫師臉書參考。

　　「降三高」除了靠運動飲食外，有些朋友窮盡一切方法，三高就是降不下來，也許這是體質或遺傳因素，這類朋友一定要配合醫師指示按時吃藥，不要自作主張擅自停藥，我有一位朋友才五十歲，因血壓太高中風，三高實在太可怕了，我們惹不得，最後，祝大家幸福健康快樂。

記錄於西元 2018 年

劉玉珍女士（70歲）
壞腳變好腳
上下樓梯不用怕！

　　我從以前就有運動的習慣，但是，難敵歲月的力量，年紀大了，只要走點山路或當天家事做得太多，第二天走路膝蓋就怪怪的，真的體認到，只有健康的身體，才有生活品質。隨著年齡的增長，身體的狀況大不如前，還好梁老師開了膝關節恢復課程，一開始抱著死馬當活馬醫的心態，希望梁老師能拯救我們這群「壞腳」，梁老師上課真的很用心，用科學結合中醫的方式教學，上課的第一天先用熱顯像為我們做膝蓋疼痛分析，並量身設計特殊食譜調理身體，先用食補強化體質，預防未來的機能老化，達到補強並強身的目的。

　　梁老師還調配特殊的藥膏，11月15日上課，老師教我們回家後如何護膝，從那天起，在家都要做功課，每天早晚護膝一次，使用熱敷和藥膏雙管齊下，現在，上樓時終於可正常走，膝蓋也比較不痛了，真的像老師說的，透過運動調整、互動伸

展、慢慢拉開膝關節間隙，之後增加關節活動幅度，慢慢地把自己的膝蓋救起來。

　　最後，真的感謝梁老師幫我們這群老人找回希望，在苗栗這個小地方，還好有梁老師願意深耕，梁老師，謝謝你為我們付出！由衷感謝梁老師、顏老師，讓我的膝關節不再受疼痛之苦，感恩兩位老師的教導！

記錄於西元 2018 年

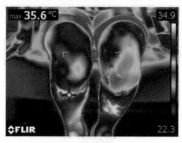

2018 11月1日 第一堂課

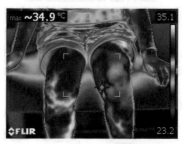

2018 11月15日 第三堂課

學員 劉玉珍 (69)

陳麗女士（67歲）
從走路到騎車
膝關節全新里程碑

年輕的時候跟老公跑貨運，身體沒有保養好，隨著時光流逝，走路開始感覺膝蓋不舒服，慢慢地越來越不喜歡走路，吃了維骨力，不過感覺沒什麼變化。

一直到前幾年，走路開始很痛苦，家人帶我去看醫生，醫生說要換人工關節，後來雙腳都換成人工關節，走路雖然稍微沒那麼痛，但是很不舒服，也沒回去復健。之後開始上課，機緣巧合參加了梁老師的課程，疼痛管理課程中，老師一直幫忙我慢慢矯正，也一直鼓勵我換關節，原本只有醫生的建議還很猶豫，不過梁老師很有耐心地幫忙，讓我感覺到進步，也建議我去換，才決定去換關節。

接著再到膝關節課程時，膝蓋已經越來越好，原本只能走路，現在兒子常常帶我去健身房運動，可以跟著飛輪課程一起騎車。原本很害怕膝蓋的問題，因為梁老師的關係，讓我開始

騎腳踏車，能跟兒子一起跑健身房。另外，還要感謝顏老師，
細心教導我們。真的很感謝兩位老師的幫忙。

記錄於西元 2018 年

2018 11月1日 第一堂課　　　　　　　2018 11月15日 第三堂課

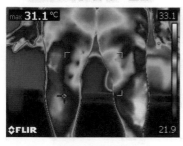 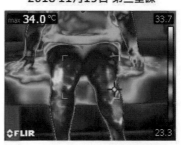

學員 陳阿麗 (66)

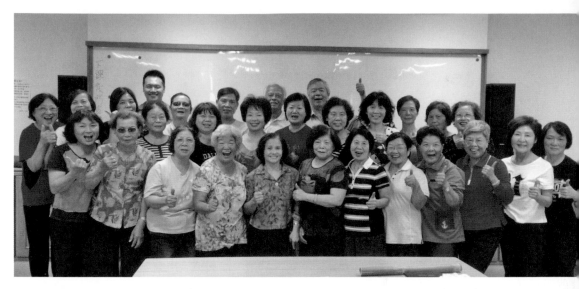

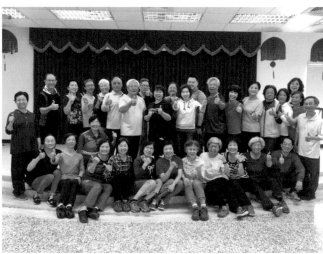

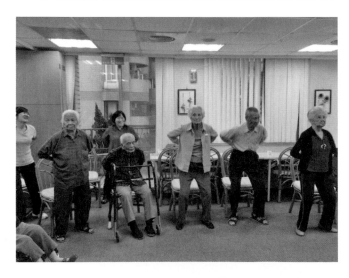

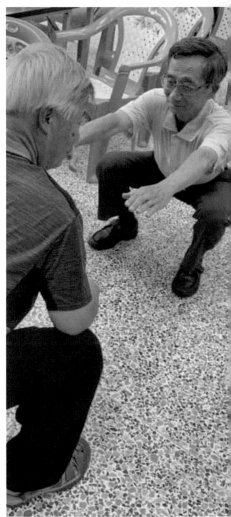

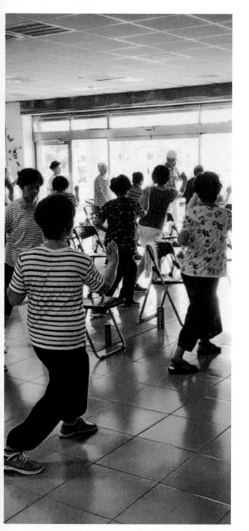

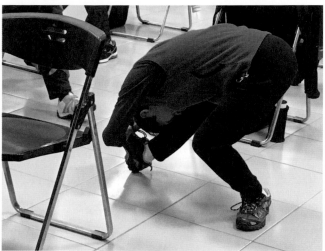

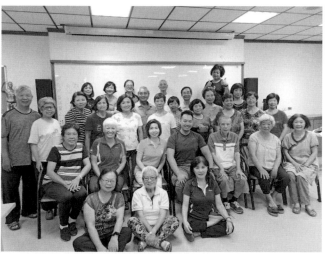

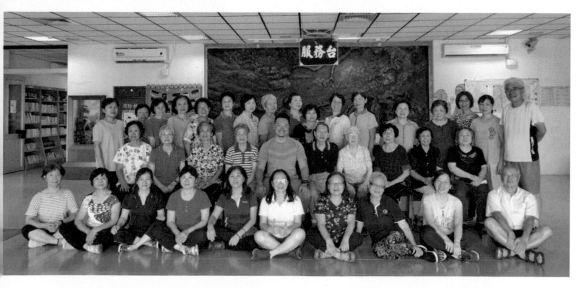

【渠成文化】呼吸道 001

樂齡呼吸療癒力

作　　　者	梁鈞凱
圖書策劃	匠心文創
發 行 人	陳錦德
出版總監	柯延婷
內容協力	顏博文老師、譚嘉珍老師
編輯校潤	邱惠儀、蔡青容
封面協力	L.MIU Design
內頁編排	邱惠儀
E-mail	cxwc0801@gmail.com
網　　　址	https://www.facebook.com/CXWC0801
總 代 理	旭昇圖書有限公司
地　　　址	新北市中和區中山路二段 352 號 2 樓
電　　　話	02-2245-1480（代表號）
印　　　製	鴻霖國際印刷傳媒
定　　　價	新台幣 380 元
初版一刷	2020 年 2 月

ISBN 978-986-98565-1-5

國家圖書館出版品預行編目（CIP）資料

樂齡呼吸療癒力 / 梁鈞凱著. -- 初版. -- 臺北市 : 匠
心文化創意行銷, 2020.02
　　面；　公分
ISBN 978-986-98565-1-5（平裝）

1.呼吸法 2.中老年人保健 3.養生

411.12　　　　　　　　　　　　　　　108023101

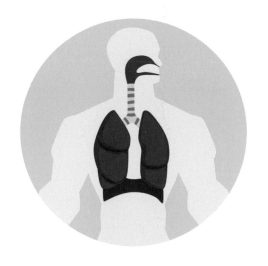